Übungen für Körper, Atmung und Entspannung bei Adipositas

Ingrid Kollak

Übungen für Körper, Atmung und Entspannung bei Adipositas

Eine Anleitung für Einzeltherapie und Gruppenarbeit

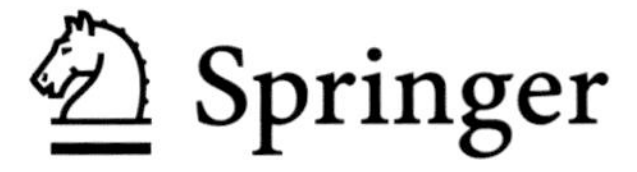

Ingrid Kollak
Berlin, Deutschland

ISBN 978-3-662-70100-3 ISBN 978-3-662-70101-0 (eBook)
https://doi.org/10.1007/978-3-662-70101-0

Die Deutsche Nationalbibliothek verzeichnet diese Publikation in der Deutschen Nationalbibliografie; detaillierte bibliografische Daten sind im Internet über https://portal.dnb.de abrufbar.

Planung/Lektorat: Lena Metzger
Springer ist ein Imprint der eingetragenen Gesellschaft Springer-Verlag GmbH, DE und ist ein Teil von Springer Nature.
Die Anschrift der Gesellschaft ist: Heidelberger Platz 3, 14197 Berlin, Germany

Vorwort

Bewegung ist Mobilität und macht unabhängig. Das wird oft nicht erkannt und zu wenig gewürdigt – oder erst sehr spät. Die meisten Menschen bemerken den Besitz ihrer großartigen Fähigkeit erst dann, wenn sie abhandengekommen ist. Das kann akut und vorübergehend bei Verstauchungen, Rissen oder Frakturen sein oder chronisch durch Alterung und dauerhafte Erkrankungen. Dieses Buch ist ein Lob auf die Bewegung.

Ständig an Idealvorstellungen des Körpers zu scheitern, löst Scham aus und lähmende Schuldgefühle. Diese Energie könnte besser für kreative Gedanken zur eigenen körperlichen und geistigen Mobilität eingesetzt werden. Das Buch zeigt, wie Menschen dem zerstörerischen Kreislauf von nutzloser Kritik, mangelndem Selbstwertgefühl und steigender Lähmung entkommen können und dabei körperlich, geistig und sozial beweglicher werden.

Mehrgewicht ist als soziales Problem zu verstehen, das durch Diagnosen und Therapien nicht beseitigt werden kann. Weltweit nimmt die Zahl der fülligen Menschen zu. Lokale Nahrungsmittel verschwinden vom Speiseplan und werden durch vorgefertigte Mahlzeiten ersetzt. Die machen nie satt und steigern mit künstlichen Aromastoffen, Zucker, Salz und Geschmacksverstärkern das Verlangen nach mehr. Das Geschäft mit Diäten, Arzneien und bariatrischen Operationen blüht, während mehrgewichtige Menschen einen schlechteren Zugang zu Gesundheitsleistungen erleben und soziale Abwertung erfahren. Dazu trifft sie – wie alle – die Fehlversorgung durch teure Arzneien und unnötige Operationen sowie die Mangelversorgung mit Informationen und Angeboten zur Vorsorge und Rehabilitation. Dieses Buch unterstützt Initiativen, die einen besseren Zugang zu Gesundheitsleistungen und eine respektvollere Versorgung für Menschen in allen Kleidergrößen fordern.

Dieses Buch richtet sich an Fachleute aus Physio-, Ergotherapie und Krankengymnastik, Psychologie, Medizin und Ernährungsberatung. Es spricht Lehrende komplementärer Verfahren an, wie Yoga, Autogenes Training, Progressive Muskelrelaxation, Tai Chi, Qigong, Pilates und Sport. Die genauen Beschreibungen der Bewegungs-, Atem-, Konzentrations- und Meditationsübungen mit Hinweisen zur korrekten Anleitung und Fragen zu möglichen Hilfsmitteln möchten dazu anregen, die eigene Therapie zu beleuchten und zu erweitern. Ebenso soll eine kritisch-analytische Auseinandersetzung mit der bestehenden Praxis gefördert werden.

Ingrid Kollak

Danksagung

Mein großer Dank geht an Lotte, die zur Veranschaulichung der Anleitungstexte alle Übungen ausgeführt hat. Dank geht auch an Ralf, der auf zwei Fotos gelenkschonenden Aktivitäten zeigt. Ebenso bedanke ich mich bei den beiden Lektorinnen des Verlags: Susanne Sobich, die meinen Vorschlag einbrachte und Lena Metzger, die den Fortgang bis zur Fertigstellung betreute.

Inhaltsverzeichnis

Bewegung neu denken – Mobilität befähigt und macht unabhängig

1

Zusammenfassung

Das 1. Kapitel behandelt die Themen:

- Bewegung und Mobilität befähigen Menschen und machen sie von Hilfe unabhängig.
- Vielfältige Bewegungsangebote für Menschen mit unterschiedlichem Bewegungsdrang.
- Bewegung beginnt im Kopf. Der ist rund, damit das Denken die Richtung wechseln kann.
- Besserer Servicezugang und mehr Verständnis für mehrgewichtige Menschen.
- Gesundheit in allen Kleidergrößen ist ein vernachlässigtes Ziel.

Wie großartig Bewegung und Mobilität sind, bemerken die meisten Menschen erst, wenn sie sich eingeschränkt bewegen können, auf Hilfe oder Hilfsmittel angewiesen oder immobil sind – vorübergehend oder dauerhaft. Bewegungsabläufe, wie aufstehen, beugen, laufen, strecken usw. werden so lange als selbstverständlich gegeben verstanden, bis es durch Verletzungen oder Erkrankungen zu Funktionsstörungen kommt. Bis dahin wurde Bewegung oft vor allem als Anstrengung, Leistung oder Anforderung verstanden.

Dieses Buch feiert Bewegung und Mobilität. Es macht Bewegung bewusst, um sie zu erhalten, zu fördern und wiederherzustellen. Das Buch zeigt vielfältige Beispiele, wie Menschen in Gesundheitsberufen mehr für die Beweglichkeit ihrer Patientinnen und Patienten tun können.

I. Kollak, *Übungen für Körper, Atmung und Entspannung bei Adipositas*,
https://doi.org/10.1007/978-3-662-70101-0_1

1.1 Körperliche Beweglichkeit

Menschen sind unterschiedlich bewegungsaffin. Ob jemand sich gerne bewegt, nur schwer still sitzen kann oder am liebsten auf der Couch liegt, kann einen angeborenen, anerzogenen oder angelernten Grund haben. Wer glücklicherweise einen starken und belastbaren Körper hat, kann sich leicht für alle möglichen Formen der Bewegung begeistern. Durch Sportunterricht, wie er überwiegend angeboten wird, sind am leichtesten die Menschen zu begeistern, die schon sportlich sind. Denn zensiert werden nicht individuelle Verbesserungen, sondern wie nah Eigenleistungen an ein vorgegebenes Ziele heranreichen. Hinzu kommt, dass die vorherrschende Arbeits- und Lebensform stark aufs Sitzen ausgerichtet ist – ob in Ausbildung und Beruf oder in Pausen und Freizeit.

In dieser Situation ist es die Aufgabe von Therapeutinnen und Therapeuten, möglichst abwechslungsreiche Angebote für die vielen und unterschiedlichen Hilfesuchenden zu machen. Dazu stellt dieses Buch eine umfangreiche Auswahl von Übungen vor, die das eigene Repertoire inspirieren und erweitern können.

1.2 Geistige Beweglichkeit

Francis Picabia, französischer Schriftsteller, Maler und Grafiker, der sich keiner Kunstrichtung zuordnen wollte und in unterschiedlichen Kunststilen gearbeitet hat, meinte: „Der Kopf ist rund, damit das Denken die Richtung wechseln kann". Dieses Zitat kann an dieser Stelle zweierlei verdeutlichen: Jede Bewegung beginnt im Kopf, und mit Beweglichkeit ist auch die geistige Beweglichkeit gemeint. Dazu können sich die Menschen, die in der Therapie und Beratung arbeiten, zunächst selbst fragen, ob sie mit allen Patientinnen und Patienten in gleicher Weise arbeiten oder fülligen Menschen von vornherein weniger zutrauen und weniger gewähren? Ebenso ist zu fragen, wie zugänglich das Versorgungssystem für füllige Menschen ist? Dabei interessiert es erst zweitrangig, ob die Erwartungen der Hilfesuchenden erfüllbar sind oder nicht oder ob Fehleinschätzungen des eigenen Vermögens auf der Seite der Hilfesuchenden vorliegen. Das gibt es auch.

> Der Kopf ist rund, damit das Denken die Richtung wechseln kann (Francis Picabia).

Bewegung ist auch Kommunikation. Mit dieser Vorstellungen öffnet sich allerdings gleich ein weites Feld, das von physikalischen Wellenbewegungen, über kulturwissenschaftliche Analysen der Medienentwicklung, bis hin zu psychologischen Identitätskonzepten reicht. Im Kontext dieses Buchs geht es um zwei Aspekte der Bewegung und Kommunikation: Der Zugang zu Informationen und Serviceleistungen des Versorgungssystems für mehrgewichtige Menschen und die Zugänglichkeit der Versorgungsleistenden für Patientinnen und Patienten, die als übergewichtig oder adipös diagnostiziert sind. Im Kontext des Buchs stellen sich die Fragen: Wie sehen Bewegungsangebote für füllige Menschen aus und wo werden sie angeboten? Sind die in der Gesundheitsversorgung Beschäftigten fachlich und mental flexibel genug, um Bewegungsangebote in Vorsorge, Therapie und Reha für füllige Menschen zu integrieren?

Die hier im Buch vorgestellten Übungsvorschläge treffen auf eine sozial unterschiedliche Leserschaft mit individuellen Verhaltensweisen. Die Angebote werden darum in unterschiedlicher Weise Eingang in die Praxis der Einzel- und Gruppentherapie der Rezipientinnen und Rezipienten finden. Das Buch fordert einen leichteren Zugang zu Bewegungsangeboten für füllige Menschen und fördert die Vielfalt der Angebote, um mehrgewichtige Menschen für mehr Bewegung zu gewinnen – sowohl in Einzeltherapie als auch in Gruppen.

1.3 Soziale Bewegung

Es ist kein Zufall, dass es immer mehr Menschen gibt, die füllig sind. Ihr Anteil nimmt weltweit in dem Maße zu, wie lokale Nahrungsmittel und Gerichte vom Speiseplan verschwinden. Die Menschen haben oder nehmen sich immer weniger Zeit fürs Kochen und Essen und greifen zu vorgefertigten Mahlzeiten. Geschmacksverstärker, Zucker und Salz führen zu einer Vorliebe für diese Substanzen. Das stärkt das Verlangen nach diesen Stoffen, sodass immer mehr Nahrungsmittel mit diesen Inhalten gegessen werden und das Körpergewicht sich verdoppelt und verdreifacht. Dabei macht diese Art von Nahrung nie satt, sondern vergrößert nur das Verlangen danach. Das ist schnell zu stillen, weil diese Massenwaren überall angeboten und beworben werden.

Menschen, die sich an bestimmte Aroma- und Zusatzstoffe gewöhnt haben, erlernen keinen eigenen Geschmack oder verlieren ihn. Ebenso essen sie auf eine ungesunde Art: zwischendurch, zur Beruhigung, als Belohnung, weil es verfügbar ist usw.

Wer obendrein noch das Pech hat, Nahrungsmittel weniger gut verwerten zu können, schnell Fett anzusetzen und bereits füllige Eltern und Großeltern hat, hat gleich ein mehrfaches Problem. Damit aber noch nicht genug. Sozial und medial scheint es akzeptiert zu sein, mehrgewichtigen Menschen die Schuld an ihrer Gewichtszunahme zu geben. Dünn als gesund und dick als krank anzusehen, ist vorherrschend im öffentlichen Diskurs. Die therapeutische Praxis sieht darum oft sehr eintönig und absehbar aus:

> In der therapeutischen Praxis ist es schon fast egal, mit welchen Symptomen Menschen um Hilfe suchen, so gut wie sicher kommt immer der Rat: Nehmen Sie ab.

Dieser mittlerweile sehr abgenutzte Ratschlag wird bei fülligen Menschen oft mit der Empfehlung zur Einnahme von Medikamenten verbunden. Obwohl die Deutsche Adipositas Gesellschaft (DAG) zur medikamentösen Behandlung schreibt: „Die Grundlage für die Behandlung von starkem Übergewicht beziehungsweise Adipositas ist stets die sogenannte Basistherapie (Ernährungs-, Bewegungs-, Verhaltensinterventionen). Wenn mithilfe dieser Basistherapie keine ausreichende Gewichtsreduktion erzielt wird, können begleitende Medikamente die Gewichtsabnahme unterstützen" (DAG 2023).

Das jüngste Präparat, das als Wundermittel fürs Abnehmen gehandelt wird, ist Semaglutid, eine Substanz, die 2018 zur Behandlung des Diabetes mellitus zugelassen wurde und 2022 auch zur Gewichtsregulierung. Über die Begleiterscheinungen sagt die Deutsche Adipositas Gesellschaft: „Die häufigsten Nebenwirkungen sind gastrointestinale Beschwerden wie Übelkeit, Erbrechen, Verstopfung und Durchfall sowie damit korrelierende Kopfschmerzen" und ergänzt: „Im Juni 2023 erklärte die europäische Arzneimittelbehörde EMA, dass eine neue Studie darauf hinweist, dass bei Menschen mit Typ-2-Diabetes unter Behandlung von GLP-1-Medikamenten ein erhöhtes Risiko für Schilddrüsenkrebs bestehen könnte" (DAG 2023).

Im Selbsthilfe-Blog Adipositas24 wird intensiv über die Nebenwirkungen von Semaglutid (mit seinen unterschiedlichen Handelsnamen und Dosierungen) diskutiert. Es scheint individuell sehr unterschiedliche Erfahrungen zu geben. Sie reichen von einigermaßen guter Verträglichkeit bis hin zu Dauerübelkeit und wiederholtem Erbrechen. Einheitlich ist die Erfahrung, dass die Gewichtsabnahme nach einigen Wochen stoppt und ein Jo-Jo-Effekt einsetzt. Darum sind viele Bloggerinnen und Blogger bereits einmal oder mehrmals operiert. Auch zu bariatrischen Operationen gibt es sehr unterschiedliche Erfahrungen. Hier schreiben einige Operierte, dass sie sich nach einer Übergangszeit wieder wohl fühlen, andere dagegen haben Bauchweh, erbrechen sich, haben ein gestörtes Hungergefühl oder leiden unter Vitamin- und Mineralmangel etc. (Adipositas24.de 2024).

Einen größeren Raum nehmen Diskussionen über die Geschäfte, die die Pharmaindustrie und die Ärzteschaft mit diesen Mitteln macht. Auch die Widersprüchlichkeit im Verhalten der Nutzerinnen und Nutzer wird diskutiert. Z.B. warum Menschen einerseits Impfungen ablehnten, sich aber Semaglutid mit den bekannten Nebenwirkungen spritzten.

Über die Erfahrung mit Abnehmpräparaten gibt es in Blogs, wie z. B. Adipositas24.de, einen regen Austausch. Die Mehrzahl der Beiträge warnt vor der Illusion, Abnehmen sei ohne Änderung des Lebensstils allein durch Medikamente zu erzielen. Vielmehr ließen sich Abnehmpräparate mit Psychopharmaka vergleichen, weil sie wie diese ein bestimmtes Gefühl hervorbrächten. Im Fall der Abnehmpräparate ist es ein Gefühl der Sättigung. Doch dieses Gefühl sei nicht von Dauer. In dem Moment, in dem die Einnahme aufhörte, würde auch das Gefühl der Sättigung enden. Nicht zuletzt wird auch noch auf die hohen Kosten dieser Präparate verwiesen, die aus eigener Tasche gezahlt werden müssten (Adipositas24.de 2024).

Bloggerinnen und Blogger äußern ihre berechtigte Zweifel daran, dass in unserer Gesellschaft das Naschen und Essen in erster Linie durch Appetit und

Sättigungsgefühl geregelt werden: Ich bin satt, also esse ich nicht!? Menschen naschen, weil sie sich das Naschen angewöhnt haben, und es überall süße und fettige Snacks sowie süße Limonaden gibt. Außerdem essen Menschen in unserer Gesellschaft über ihren Nahrungsbedarf hinaus, weil Zusammensein am häufigsten in Cafés, Kneipen, Klubs, Restaurants usw. stattfindet. Ein Treffen unter Freunden oder in der Familie bedeutet zumeist ein gemeinsames Essen.

So wie das Geschäft mit Diäten und Arzneien blüht, so gedeiht auch die Stigmatisierung mehrgewichtiger Menschen weiterhin. In Zeitschriften werden sie als „übergewichtig" und „fettleibig" bezeichnet. Statt die Gesundheit fülliger und nicht fülliger Menschen zu fördern, werden alle mit Diättipps und Reklamen für Präparate zur Gewichtsabnahme überschüttet. Typischerweise folgen auf die Diättipps und Anzeigen für Appetitzügler – auch in Gesundheitszeitschriften – fast immer die Tipps für leckere Sahnetorten und Käseüberbackenes.

Die abwertende Rede über füllige Menschen konnten Lucy Bacon und Linda Aphromor (2011) mit ihrer Untersuchung belegen. Sie geben am Ende ihres Artikels Empfehlungen, um weiterer Stigmatisierung entgegenzutreten und um möglichst viele Menschen für Vorsorgeangebote zu gewinnen:

- Bei Interventionen sollte darauf geachtet werden, eine gewichtsbezogene Stigmatisierung zu vermeiden, etwa durch die Verwendung von Ausdrücken wie ‚Übergewicht' und ‚Fettleibigkeit'.
- Interventionen sollten sich auf die Gesundheit und nicht auf das Gewicht konzentrieren und als ‚Gesundheitsförderung' und nicht als ‚Adipositasprävention' bezeichnet werden.

1.4 Gesund in allen Kleidergrößen

Gegen die einfache Formel „dünn = gesund und dick = krank" meldete sich bereits in den 1960er Jahren eine Initiative zu Wort, die mittlerweile weltweit unter dem Namen *Health at Every Size* (HAES) aktiv ist. Die fünf Prinzipien von HAES lauten:

Weight Inclusivity: Accept and respect the inherent diversity of body shapes and sizes and reject the idealizing or pathologizing of specific weights	**Gewicht inklusive**: Akzeptieren und respektieren Sie, dass es Körper in verschiedenen Formen und Größen gibt. Lehnen Sie es ab, bestimmte Gewichte als anormal anzusehen
Health Enhancement: Support health policies that improve and equalize access to information and services, and personal practices that improve human well-being, including attention to individual physical, economic, social, spiritual, emotional, and other needs	**Verbesserung der Gesundheit**: Gesundheitspolitik unterstützen, die einen gleichberechtigten Zugang zur Gesundheitsversorgung gewährleistet

Respectful Care: Acknowledge our biases, and work to end weight discrimination, weight stigma, and weight bias. Provide information and services from an understanding that socio-economic status, race, gender, sexual orientation, age, and other identities impact weight stigma, and support environments that address these inequities	**Respektvolle Pflege**: Fordern Sie Gewichtsdiskriminierung, Voreingenommenheit und Stigmatisierung heraus und bieten Sie gleichzeitig eine Pflege an, die sich mit den zahlreichen Faktoren befasst, die sich auf die Gewichtsstigmatisierung auswirken
Eating for Well-being: Promote flexible, individualized eating based on hunger, satiety, nutritional needs, and pleasure, rather than any externally regulated eating plan focused on weight control	**Essen für das Wohlbefinden**: Ermutigen Sie zu einer flexiblen, individuellen Ernährung, bei der Hunger, Genuss und Sättigung Vorrang vor der Gewichtskontrolle haben
Life-Enhancing Movement: Support physical activities that allow people of all sizes, abilities, and interests to engage in enjoyable movement, to the degree that they choose	**Lebensfördernde Bewegung**: Unterstützen Sie angenehme körperliche Aktivität für Menschen aller Größen, Fähigkeiten und Interessen, damit sie in dem Maße teilnehmen können, wie sie möchten

Quellen: Amanda Sainsbury und Philippa Hay (2014)

Über gewichtsneutrale Initiativen wie HAES wird allerdings noch zu wenig geforscht. In akademischen Publikationen werden falsche oder teilweise verwirrende Aussagen über sie gemacht. Das fanden Shoa Zafir und Natalie Jovanovski heraus, die 63 begutachtete (peer reviewed) Fachzeitschriften analysierten. Ihre Ergebnisse publizierten sie in einem Artikel mit dem Titel „Das Gewicht der Worte". Darin schreiben sie über das Ziel ihrer Untersuchung und ihr zentrales Ergebnis (2022):

- Ziel dieser Studie war es zu untersuchen, wie akademische Diskurse Wahrheiten über gewichtsneutrale Gesundheitsansätze schaffen.
- Die in der wissenschaftlichen Literatur verwendete Sprache vermittelt verwirrende und widersprüchliche Aussagen über Gewicht und gewichtsneutrale Gesundheitsansätze.

Quelle: Zafir und Jovanovski (2022)

Lob und Kritik an HAES

Gewichtsneutrale Initiativen wie HAES existieren international. In diesem Verbund gibt es einen Austausch über Risiken für mehrgewichtige Menschen.

Zu den Risiken heißt es auf der deutschsprachigen HAES-Webseite:

„Gewichtsstigma wirkt sich auf die Qualität der Pflege aus, die Menschen mit größeren Körpern erhalten und kann die Gesundheitsversorgung für sie zu einem unangenehmen Ort machen. Es gibt echte Risiken für Gewichtsstigma:

- Menschen, die aufgrund ihres Gewichts diskriminiert werden, haben etwa 2,5-mal häufiger Stimmungs- oder Angststörungen als Menschen, die sich nicht diskriminiert fühlen.
- Obwohl sie ein hohes Risiko für Endometrium- und Eierstockkrebs haben, können Personen mit höherem Gewicht den Erhalt von Beckenuntersuchungen verzögern, selbst wenn sie krankenversichert sind.
- Ärzte verbringen tendenziell weniger Zeit mit übergewichtigen Patienten und bieten weniger Aufklärung an" (HAES 2024).

HAES klärt auf und unterstützt Initiativen, die sich erfolgreich für einen besseren Zugang zur Gesundheitsversorgung für füllige Menschen einsetzen. Denn die beispielhaft genannten Risiken für füllige Menschen lassen sich nur mindern, indem ein gleicher Zugang zur Gesundheitsversorgung für alle erreicht wird. D. h. konkret: HAES macht sich stark für einen besseren Zugang zu Gesundheitsleistungen und für eine respektvollere Versorgung für mehrgewichtige Menschen.

Kritik an HAES gibt es. Zum Beispiel wird dieser Bewegung vorgeworfen, mit der Parole Gesundheit in allen Größen den Zusammenhang von überschüssigem Körperfett und chronischen Krankheiten zu ignorieren. Hier wird ein Problem angesprochen, das es durchgängig in der Bewegung gegen Stigmatisierung von mehrgewichtigen Menschen gibt: Wo liegen die Grenzen? Gibt es einen individuell motivierten Wunsch nach Gewichtsreduzierung? Wie weit unterliegen alle – egal wie dick oder dünn – einem sozialen Zwang zum Abnehmen? Entsprechend gibt es die Position, dass jeder Wunsch nach Gewichtsreduzierung an einen Verrat der Bewegung gegen Stigmatisierung oder eine Ausrottung fülliger Menschen heranreicht. Dagegen existiert auch die Position, dass der Wunsch abzunehmen, erlaubt ist und keineswegs gegen die Ziele der Bewegung steht. Allerdings darf die Gewichtsreduzierung nicht an die Stelle von gesundheitserhaltenden Leistungen, leicht zugänglichen Vorsorgeuntersuchungen oder gesetzlichen Regelungen zur Lebensmittelkennzeichnung und zur Reduzierung von Zucker und Salz in Lebensmitteln gesetzt werden. Darüber hinaus sollte jeder Wunsch nach Gewichtsreduzierung auf Realisierbarkeit und Nutzen hinterfragt werden. Es ist viel hilfreicher, auf Gesunderhaltung zu orientieren, als mehrgewichtige Menschen durch Diäten noch weiter zu belasten. Denn mehrgewichtige Menschen haben oft schon viele Diäten ausprobiert und abgenommen und durch den Jo-Jo-Effekt wieder zugenommen.

Fragen zur eigenen Anleitungspraxis:

- Wie ist meine Einstellung zu mehrgewichtigen Menschen?
- Wie kann ich ihren Zugang zu Serviceleistungen unterstützen?
- Wozu kann ich ihnen raten, wenn Gewichtsabnahmen gescheitert sind?
- Wie fördere ich ihre Bewegung, um sie mobil und unabhängig zu halten?

Literatur

Adipositas24 – Community. Das größte deutschsprachige Adipositasforum. https://www.adipositas24.de/community/. Zugegriffen: August 2024

Bacon L, Aphramor L (2011) Weight science: evaluating the evidence for a paradigm shift. Nutr J 10:9. https://doi.org/10.1186/1475-2891-10-9. Erratum in: Nutr J. 2011;10:69. PMID: 21261939; PMCID: PMC3041737

Deutsche Adipositas-Gesellschaft e.V. (2023) Welche Rolle spielen Medikamente bei der Behandlung von starkem Übergewicht/Adipositas? Fachinformation für die Medien. https://adipositas-gesellschaft.de/adipositas-medikamente-fragen-und-antworten/. Zugegriffen: August 2024

HAES – Gesellschaft gegen Gewichtsdiskriminierung e.V. (2024) Rund und gesund. https://gewichtsdiskriminierung.de/medizin/rund-und-gesund/ Zugegriffen: August 2024

Sainsbury A, Hay P (2014) Call for an urgent rethink of the 'health at every size' concept. J Eat Disord 2:8. https://doi.org/10.1186/2050-2974-2-8. Erratum in: J Eat Disord. 2014;2:13. PMID: 24764532; PMCID: PMC3995323

Zafir S, Jovanovski N (2022) The weight of words: Discursive constructions of health in weight-neutral peer-reviewed journal articles. Body Image 40:358–369. https://doi.org/10.1016/j.bodyim.2022.01.009. Epub 2022 Feb 8. PMID: 35149443

Los geht es – Allein und mit anderen aktiv

2

Zusammenfassung

Das 2. Kapitel behandelt die Themen:

- Beispiele gelenkschonender Sportarten und Entspannungsverfahren.
- Angebote mit einem leichten Zugang sowie wenig Aufwand und Kosten anbieten und vermitteln.
- Bewegungsprotokolle einsetzen und als Gesprächsgrundlage nutzen.
- Vielfältige Bewegungsmöglichkeiten vorstellen, um einen passenden und raschen Einstieg zu ermöglichen.
- Mehrgewichtige Patientinnen und Patienten zur eigenständigen Selbstsorge befähigen.

Jeder Weg fängt mit dem ersten Schritt an. Das heißt: Jede hilfesuchende Person braucht eine für sie passende Aktivität – allein oder in Gruppen. Ob die Aktivität passt, zeigt sich sehr schnell und ist spürbar. Rückmeldungen zu gelungenen Aktivitäten gibt es in vielfältiger Form: von Blogeinträgen mit Emojis bis hin zu ausgefüllten Bewegungsprotokollen.

2.1 Gelenkschonende Sportarten

Im Mittelpunkt dieses Buchs steht die Bewegung, bzw. die Bewegungstherapie. Sie steht im Kontext der Adipositas-Therapie zumeist in einem bestimmten Verhältnis zur Ernährungs- und Verhaltenstherapie. Gleichwertig erscheint sie im Schaubild des multimodalen Konzept (MMK) der Universitätsklinik Bonn. Interessant bei diesem Angebot ist, dass auch eine digitale Therapie möglich ist. Sie

I. Kollak, *Übungen für Körper, Atmung und Entspannung bei Adipositas*,
https://doi.org/10.1007/978-3-662-70101-0_2

wird als „Therapie per App" vorgestellt, wenn Hilfesuchende eine eigenständige Therapie außerhalb der Klinik bevorzugen (vgl. ukb 2024).

Welche Sportarten in der Bewegungstherapie bevorzugt werden, erklärt z. B. das Adipositas Zentrum Rhein Neckar auf seiner Webseite. Sie werden zusammengefasst unter „Gelenkschonende Sportarten". Aufgezählt werden: 1) Schwimmen/Wassergymnastik: „Durch den Wasserauftrieb wird der Körper gehalten und das Gewicht nicht auf die Gelenke gepresst. Das Gefühl von Leichtigkeit treibt dazu an, sich mehr zu bewegen." 2) Fahrrad/Heimtrainer: „Das Sitzen auf dem Sattel entlastet die Knie- und Sprunggelenke. Unter Berücksichtigung der idealen Fahrtgeschwindigkeit kann ein gutes Ausdauertraining erreicht werden. Fahrradfahren kann ganz einfach in den Alltag integriert werden (z. B. auf dem Arbeitsweg oder beim täglichen Einkauf)." 3) Tanzen: „Tanzen schüttet bei den meisten Menschen Endorphine aus und sorgt so für eine positive Stimmung. Dabei spielt es keine Rolle, ob Sie zu Hause tanzen oder auf einer Veranstaltung." 4) Walking: „Ein sehr geeigneter Sport für den Anfang ist Walking. Die ideale Sportart, um Kondition aufzubauen. Ein weicher Wald- oder Feldweg eignet sich besonders für das Walken, da er immer schön abfedert." 5) Yoga: „Um Yoga zu praktizieren, ist kein akrobatisches Talent nötig. Vielmehr sorgt es für Entspannung und soll Spaß an der Bewegung bringen. Der Körper wird allmählich flexibler" (Adipositas Zentrum Rhein-Neckar 2024).

In diesem Buch werden gelenkschonenden Sportarten vorgestellt. In diesem Kapitel sind es: das Gehen (Walken), Fahrradfahren und Fahrradergometer sowie Tanzen und Dance Workout. Die anderen Kapitel zeigen und beschreiben Übungen aus Entspannungsverfahren, wie Yoga, Qigong, Autogenes Training und ihre Wirkung auf Beweglichkeit (s. Kap. 3), Kraft (s. Kap. 4), Gleichgewicht (s. Kap. 5) und Konzentration und tiefe Entspannung (s. Kap. 6). Die Wassergymnastik stellt auch eine wichtige Form der gelenkschonenden Sportarten da, erfordert aber Geld für den Zugang oder/und für die Leistung einer Lehrperson.

Denn die Auswahl der im Buch versammelten Übungen lässt sich begründen. Es handelt sich durchweg um Formen der Bewegung und Entspannung, die allesamt einen leichten Einstieg bieten und zu Hause und unterwegs sowie allein und mit anderen ausgeübt werden können. Zum Üben ist keine Mitgliedschaft, Ausrüstung oder Eintrittszahlung erforderlich. Ein regelmäßiges Training erfordert nur Durchhaltevermögen und Zeit.

Die in diesem Buch gezeigten Sportarten und Entspannungsverfahren sind:

leicht zugänglich
überall zu machen
und nicht teuer

Dieses Buch möchte Professionellen aus unterschiedlichen Fachrichtungen Wege aufzeigen, um ihre Hilfesuchenden zur eigenständigen Selbstsorge zu befähigen. Ganz so wie bei einer gelungenen Therapie, bei der sich Therapeutin und Therapeut möglichst bald überflüssig machen.

Patientinnen und Patienten werden zur Selbstständigkeit befähigt und lernen neben den Übungen auch Instrumente kennen, die sie zur Wahrnehmung von Veränderungen, Wirkungen und Zusammenhängen befähigen. Als Beispiel sei an dieser Stelle das Bewegungsprotokoll genannt. Vorlagen gibt es im Internet in vielfacher Form. Sie können einfach sein. So z. B. der Beobachtungsbogen aus dem Krankenhaus in Emmendingen. Da werden für jeden Tag der Woche die Daten von Gewicht, ggf. von Blutzucker und Blutdruck sowie Art und Dauer der Bewegung/Sportaktivität aufgelistet (Krankenhaus Emmendingen 2024). Ein eher geringes Vertrauen in seine Patientenschaft scheint das Adipositaszentrum der Regio Kliniken zu haben. Ihr Bewegungsprotokoll hat die Rubriken: „Sportart, Dauer (Minuten), Stempel, Unterschrift des Sportanbieters“ (Regio Kliniken 2024). Das Adipositas-Netzwerk NRW versammelt viele Institutionen und Selbsthilfegruppen, von denen einzelne Informationen, Anträge, Bestellungen und Instrumente zum Downloaden zur Verfügung gestellt werden. So auch ein Bewegungsprotokoll, das vom EV. Krankenhaus Hagen-Haspe entwickelt wurde. Es umfasst: „Datum/Uhrzeit, Dauer (min), Art der Bewegung, Ort und Bemerkung“ (Adipositas Netzwerk NRW 2024).

Das Journal und seine Vorteile werden in diesem Buch ausführlich beschrieben (s. Abschn. 4.3). Darüber hinaus ist ein Bewegungsprotokoll gut. Hierin werden Übungszeiten und -orte sowie Anmerkungen festgehalten. Die Aufzeichnungen können gut als eine Grundlage im therapeutischen Gespräch oder bei der Entwicklung eines Bewegungsplans dienen. Auf diese Weise lassen sich hinderliche und förderliche Faktoren zum Üben erkennen und Kontexte verdeutlicht werden (Befinden, Wirkungen, positive und negative Einflüsse etc.). Die folgende Abbildung lehnt sich an das Bewegungsprotokoll aus Hagen-Haspe an, erläutert aber noch etwas genauer die Rubrik der Bemerkungen (Abb. 2.1).

Datum + Uhrzeit	Dauer (in Minuten)	Art der Bewegung	Ort	Bemerkungen (Fitness, Gedanken, Stimmung, Umgebung etc.)

Abb. 2.1 Das Bewegungsprotokoll. (Eigene Darstellung in Anlehnung an Adipositas Netzwerk NRW 2024)

2.2 Sportarten und Entspannungsverfahren zum Einstieg

Die Bewegungsübungen, die in den nächsten Kapiteln gezeigt werden, können fast überall gemacht werden, zu fast jeder Zeit und immer ohne Aufwand.

Eine Übersicht der Bewegungsformen dieses Kapitels:

Aktivitäten allein und mit anderen
2.2.1 Zügiges Gehen (brisk walking), Wandern und Sprechlaufwandern
2.2.2 Meditatives Gehen drinnen und draußen
2.2.3 Fahrradfahren und Fahrradergometer
2.2.4 Tanzen und Dance-Workout

2.2.1 Zügiges Gehen (brisk walking), Wandern und Sprechlaufwandern

Denken wir im Gehen besser? Diese Frage stellte das Magazin der Universität Zürich (UZH) Angehörigen unterschiedlicher Fakultäten. Die Sportphysiologin Christina Spengler stellte zunächst einmal klar, dass Hirnfunktion, Gesundheit und Wohlbefinden durch Bewegung verbessert werden. Allerdings zeigten Versuche auch, je schwieriger eine im Versuch gestellte mathematische Aufgabe und je älter eine Versuchsperson war, desto mehr Fehler schlichen sich ein und je schwerer fiel das Denken in Bewegung. Ihre Erklärung dafür: Das Gehen läuft nicht vollständig automatisch ab. Sie schließt mit der Empfehlung: „Da sich jedoch die Kreativität beim Gehen im Freien und auf dem Laufband verbessert, sollten wir bedingungslos zu einem Spaziergang im Wald aufbrechen“ (Spengler 2023). Im Umkehrschluss lässt sich daraus folgern, dass das Gehen Hirnfunktion, Gesundheit, Wohlbefinden und Kreativität fördert und dabei Kalorien verbraucht.

> Gehen fördert Hirnfunktion, Gesundheit, Wohlbefinden und Kreativität und verbraucht Kalorien.

Was das Gehen in Kilokalorien und Pfunden bringt, wird auch in Blogs diskutiert. Es gibt bspw. Fragen danach, wie viele Kilometer denn zu laufen seien, um ein bestimmtes Gewicht zu halten oder ein bestimmtes Gewicht zu erzielen. Die Antworten darauf sind unterschiedlich und reichen von ironischen Rückmeldungen mit einer errechneten 40-h-Woche des Gehens bis hin zu aufmunternden Worten über das gute Gefühl, ein vorgenommenes Ziel zu Fuß erreicht zu haben (Adipositas24 2024).

Dass das zügige Gehen keine Pfunde in Minuten purzeln lässt, ist klar. Aber vielen geht es wie der Bloggerin oben, sie wollen ihr Gewicht halten und etwas für ihre Gesundheit tun. So lässt sich z. B. begründet sagen, dass das zügige Gehen (brisk walking) sich positiv auf die Lebenserwartung auswirkt. Dieses Ergebnis erbrachte die umfangreiche Untersuchung einer britischen Forschergruppe. Sie analysierte die Daten von 474.919 Menschen, die im Rahmen einer Studie von 2006 bis 2016 u. a. wiederkehrend zu ihren Gehgewohnheiten befragt wurden. Zügiges Gehen hatte einen positiven Einfluss auf die Lebenserwartung quer durch alle BMI-Levels von Adipositas: Von 86,7 auf 87,8 Jahre bei Frauen und 85,2 auf 86,8 Jahre bei Männern (Zaccardi et al. 2019) (Abb. 2.2).

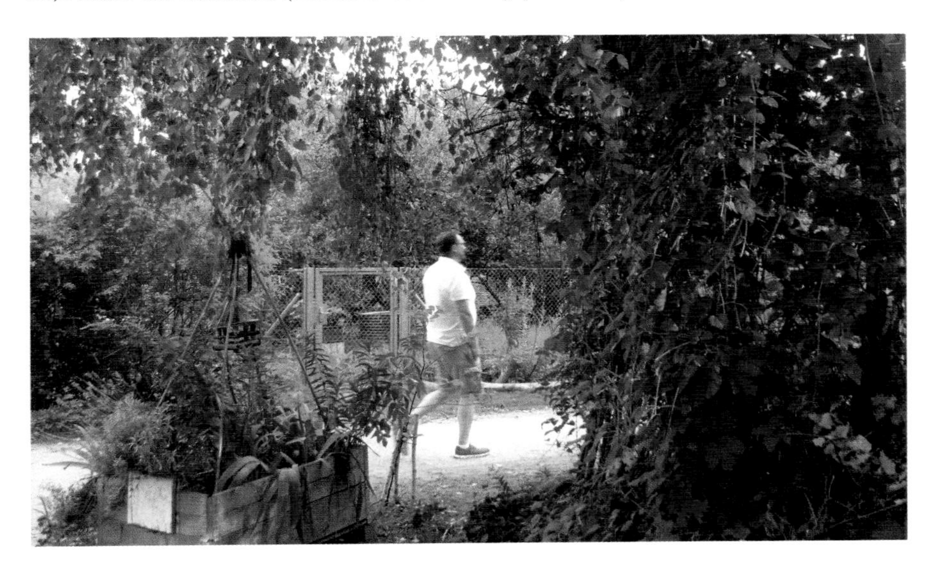

Abb. 2.2 Zügiges Gehen

Variationen
Unter Variationen fallen alle Formen des langsameren Gehens, das Gehen mit Hilfsmitteln , wie bspw. Stöcke beim Nordic Walking oder unterschiedliche Formen des gemeinsamen Gehens – vom Spaziergang zu zweit bis hin zu Wandergruppen sowie neuere Formen wie das Sprechlaufwandern. Diese Angebote sind vielfach im Internet anzutreffen und oft gleich nach Regionen und Postleitzahlen geordnet.

Wandern
Wandergruppen bewerben ihre Aktivität als einfache Möglichkeit, um den Einstieg zu finden, andere Leute zu treffen und aus dem Haus zu kommen. Beim Wandern sind „alle in Bewegung, erleben Gemeinschaft und genießen das Draußensein". Zudem leiten gute Wandergruppen Anfängerinnen und Anfänger dazu an, ihre Fitness korrekt einzuschätzen. „Damit Wandern für Anfänger eine bereichernde Erfahrung ist, empfehlen wir, nicht mehr als fünf bis zehn Kilometer einzuplanen.

Im Zweifelsfall ist es besser, sich zu unterfordern, anstatt nach der Wanderung am Ende der Kräfte zu sein" (Wandergruppe 2024).

Sprechlaufwandern
Zu den neueren Formen des organisierten, gemeinsamen Wanderns gehört das Sprechlaufwandern. Diese Form verbindet Einzel- und Gruppengespräche mit dem Wandern. Es gibt ‚Buddies', mit denen gemeinsam gewandert wird. Im Mittelpunkt steht ein gewähltes Thema, das in Bewegung erörtert wird „ – von allgemeinen Lebensthemen, aktuellen Herausforderungen bis zum Austausch von Gesundheitsfragen. Das offene Format ist angelehnt an den Montessori Ansatz ‚Hilf mir, es selbst zu tun'. Mit Sprechlaufwandern wird Selbstwirksamkeit gestärkt" (Sprechlaufwandern GmbH 2024; Talk Walks 2024).

Zusammenfassend zu den Variationen des gemeinsamen Gehens bietet es sich an, noch einmal auf die Frage des Magazins der Universität Zürich (UZH) ‚Denken wir im Gehen besser' zurückzukommen. Die Soziologin Stephanie Kernich beschreibt das Gehen im Freien auch als anregend, gut für die Atmung und für einen freien Kopf. Sie fügt aber noch hinzu: „Übertroffen wird das Potenzial, beim Gehen Gedanken zu entwickeln, im Gespräch – beim Spaziergang kann man sich auf den anderen ein- und Richtungswechsel zulassen" (Kernich 2023).

Gehen in Begleitung fördert Austausch und Umdenken.

2.2.2 Meditatives Gehen drinnen und draußen

Das meditative Gehen erfordert den geringsten Aufwand und ermöglicht den leichtesten Einstieg. Denn es ist sowohl zu Hause als auch unterwegs zu praktizieren und macht Bewegungsabläufe und deren Wirkungen bewusst. Als Gehstrecke kann ein Kreis im Raum gewählt werden oder ein Gang den Korridor auf und ab oder eine kürzere Strecke im Garten, im Wohnviertel, im nächsten Park usw. Nach einiger Erfahrung kennt die übende Person mögliche Fragen, die sie zur Beobachtung des eigenen Gehens erlernt hat, kann sie sich selbst stellen und Wirkungen des Gehens eigenständig beobachten und Verbesserungen wahrnehmen. Drinnen empfiehlt sich ein Barfußlaufen, das eine leichtere Beobachtung ermöglicht und bspw. auch für Temperaturunterschiede sensibilisiert. Zu den möglichen Beobachtungsebenen einige Beispielfragen für die Therapeutinnen und Therapeuten, die sich die übende Person nach guter Anleitung selbst stellen kann.

Um die Aufmerksamkeit zu schulen, macht es zunächst Sinn, das Gehen in seinem Ablauf genauer wahrzunehmen: An welcher Stelle und wie stark setzt eine übende Person die Füße auf? Wie werden die Füße abgerollt? Werden die

Fußsohlen gleichmäßig belastet? Werden die Knie durchgedrückt oder locker gehalten? Schwingen die Arme mit? Wie ist die Kopfhaltung?

Dann kann es mit weiteren Beobachtungspunkten weitergehen: Bemerkt die übende Person unterschiedliche Eigenschaften (Rauigkeiten) der Oberflächen? Nimmt sie Temperaturunterschiede der Böden wahr? Was fällt ihr in der Umgebung auf? Was nimmt sie als positiv/als negativ in der Umgebung wahr? Wie reagiert sie auf Geräusche? Lässt sie sich ablenken? Bleibt sie konzentriert?

Anschließend kann die Aufmerksamkeit auf die Atmung gelenkt werden. Mit welcher Atmung startet die übende Person? Verändert sich die Atmung? Wie verändert sie sich? Nimmt die übende Person selbst ihre Atmung wahr?

Die Aufmerksamkeit kann im weiteren Schritt stärker nach innen gelenkt werden: Welche Gedanken kommen beim Gehen und wann? Gibt es zentrale Themen? Gibt es bestimmte Gefühle und wann? Wann fühlt sich die übende Person wohl und wann unwohl?

Meditatives Gehen erfordert den geringsten Aufwand und ermöglicht den leichtesten Einstieg.

2.2.3 Fahrradfahren und Fahrradergometer

„Steigen Sie aufs Fahrrad und genießen Sie die morgendliche Fahrt zur Arbeit. Wenn Sie übergewichtig und inaktiv sind, können Sie Fettmasse genauso effektiv und schnell abbauen, indem Sie anfangen, mit dem Fahrrad zur Arbeit zu fahren, wie durch Training im Fitnessstudio“ (Stallknecht 2017). So beginnt ein Artikel in der Zeitschrift CACHET des Copenhagen Center for Health Technology. Es geht um die Ergebnisse einer Studie der Universität Kopenhagen (Abteilung für Biomedizinische Wissenschaften).

Die zitierte Studie wurde im International Journal of Obesity veröffentlicht. Die Untersuchung lief über sechs Monate und begann mit 130 Teilnehmerinnen und Teilnehmern mit einem BMI von 25–35 kg m^{-2}. Diese Gruppe von bisher inaktiven Leuten wurde in vier Gruppen aufgeteilt: 35, die in der Zeit der Studie jeden Tag mit dem Rad zur Arbeit fuhren und zurück, 39, die moderat in ihrer Freizeit Sport machten, 38, die intensiv Sport machten sowie 18, die weiterhin ihren inaktiven Lebensstil beibehielten als Kontrollgruppe. Mithilfe von Röntgenaufnahmen und Berechnungen zum Verhältnis von Körperfett und Fettverbrauch durch Muskeltätigkeit wurden die Veränderungen des Fettanteils vor, während und nach der Untersuchungszeit ermittelt. Nach drei Monaten konnten die Daten von 95 und nach sechs Monaten von 90 Teilnehmenden ermittelt werden. Ein sichtbarer Fettabbau ließ sich nach sechs Monaten fürs tägliche Fahrradfahren und für den moderaten Freizeitsport nachweisen, der Fettabbau bei intensivem Sport war am signifikantesten (Quist et al. 2018). Das schränkt die Aussage des oben zitierten Artikels in CACHET ein: am effektivsten war intensiver Sport. Allerdings hatten das Fahrradfahren und der moderate Sport die gleiche, positive Wirkung. Das ist für alle interessant, die aus unterschiedlichen Gründen ungern in ein Fitness- oder Sportstudio gehen (Abb. 2.3).

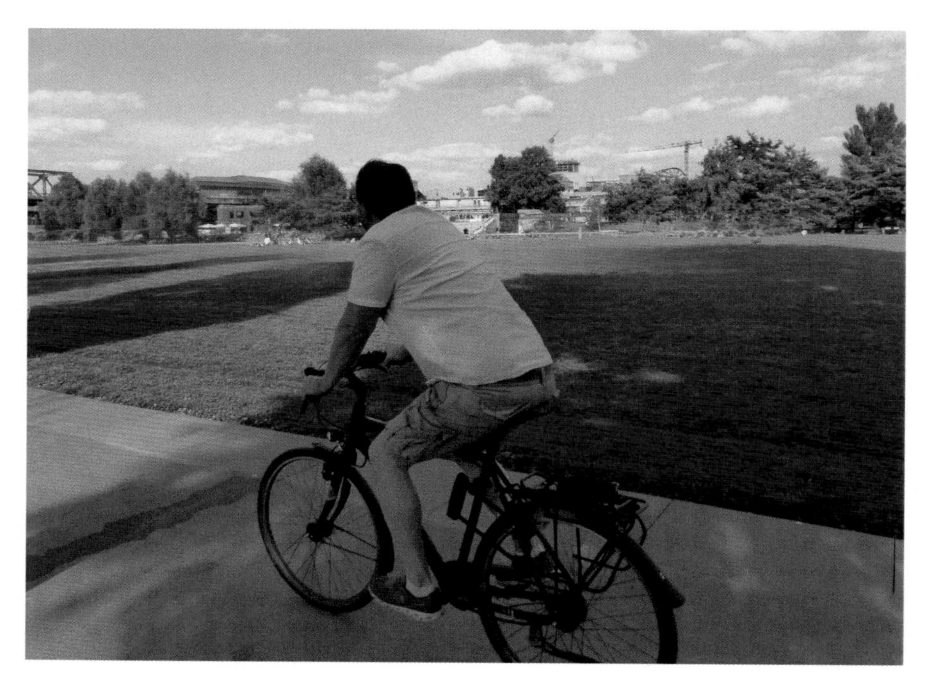

Abb. 2.3 Fahrradfahren

Fahrradergometer/Heimtrainer

Für Hilfesuchende, die sich nicht in einen dichten Straßenverkehr trauen oder lieber zwischendurch zu Hause trainieren wollen, ist das Fahrradergometer eine Alternative. Außerdem ist das Training zu Hause wetterunabhängig. Da diese Heimtrainer öfter gekauft, als genutzt werden, gibt es sie günstig gebraucht zu kaufen.

> Mit dem Rad zur Arbeit zu fahren ist vergleichbar wirksam wie moderater Freizeitsport.

2.2.4 Tanzen und Dance-Workout

Vielleicht ist für manche Patientinnen und Patienten das Tanzen die angenehmste Form der Bewegung. Dabei sind häufig Tanzformen beliebt, die keine Partnerin oder Partner erfordern. Denn das Tanzen zu zweit erfordert mehr Abstimmung, übereinstimmende Zeitplanungen, ähnliche Fähigkeiten usw. Beim Linedance, Bauchtanz, Modern Dance (bspw. Jazz, Swing, Pop) usw. kann sich jede und jeder frei in einer Gruppe bewegen.

Diese, für viele Menschen angenehme Form der Bewegung fördert die Sensomotorik, das heißt, Bewegungskoordination, Körperbeherrschung, Motorik, Gleichgewichtsgefühl und Raumwahrnehmung. Tanzen hält gelenkig und baut Muskeln auf. Psychosoziale Wirkungen des Tanzens sind die Förderung der Aufmerksamkeit für sich selbst (Gedanken und Gefühle) wie für die anderen (Sympathien, Antipathien, Kommunikations- und Kooperationsfähigkeit).

Auf die Frage der oben schon zitierten Bloggerin „wie viele Kilometer ich (um die 125 kg) gehen müsste, um 7000 kcal zu verbrauchen" kam auch die Rückmeldung: „Ich geh heute Abend zum Linedance" (14.07.2024).

Dance-Workout

Die Angebote, die es im Internet für das Tanzen zu Hause gibt, sind umfangreich. Von Cardio Dance, über Energy Dance bis hin zu Dance & Yoga sowie Zumba. Als Therapeutin oder Therapeut lässt sich gut zu den unterschiedlichen Formen des Heimtrainings – allein oder mit mehreren zusammen – raten, da so gut wie keine Kosten entstehen müssen und ein vielfältiges Angebot vorliegt.

Tanzen baut Muskeln auf, hält gelenkig, fördert die Sensomotorik und stärkt die psychosozialen Fähigkeiten.

Dieses Kapitel bietet einen Überblick über leicht zugängliche Bewegungsformen, die auf ganz unterschiedliche Weisen aus der Inaktivität führen. Alle Formen können allein und in Gruppen geübt werden. Sie sind wenig aufwendig und brauchen nur ein wenig Zeit. In den weiteren Kapiteln werden spezifischere Übungen gezeigt, die nach ihren Wirkungen auf die Gelenkigkeit und Dehnfähigkeit, Kraft, Balance sowie auf die Fähigkeit der Konzentration und Meditation ausdifferenziert sind.

Fragen zur eigenen Anleitungspraxis:

- Wie wichtig sind für meine mehrgewichtigen Patientinnen und Patienten Zugänglichkeit, Aufwand und Kosten?

- Welche gelenkschonender Sportarten und Entspannungsverfahren setze ich bei ihnen ein?
- Gelingt es mir, sie zu mehr und eigenständiger Bewegung zu motivieren?
- Nutze ich Bewegungsprotokolle, was müssen sie für meine Praxis beinhalten?

Literatur

Adipositas24 – Community. Das größte deutschsprachige Adipositasforum. https://www.adipositas24.de/community/. Zugegriffen: August 2024

Adipositas Zentrum Rhein Neckar und Universitätsmedizin Mannheim (2021) Patienteninformation Bewegung mit Adipositas. https://www.umm.de/docs/klinikum/Broschuere_Adipositas_Bewegung.pdf. Zugegriffen: August 2024

Deutscher Wanderverband mit 58 Mitgliedsvereinen (2024) https://www.wanderverband.de/. Zugegriffen: August 2024

Fricke, C für Adipositas Netzwerk NRW (2014) Bewegungsprotokoll. https://www.adipositas-netzwerk-nrw.de/download. Zugegriffen: August 2024

Kernich S (2023) UZH Magazin 4/18, S 8. https://issuu.com/uzhch/docs/uzh-magazin_4-18. Zugegriffen: August 2024

Kreiskrankenhaus Emmendingen: Adipositas-Behandlung Bewegungsprotokoll. https://www.krankenhaus-emmendingen.de/PDF/Adipositas_Bewegungsprotokoll.pdf. Zugegriffen: August 2024

Quist JS, Rosenkilde M, Petersen MB, Gram AS, Sjödin A, Stallknecht BM (2017) Effects of active commuting and leisure-time exercise on fat loss in women and men with overweight and obesity: a randomized controlled trial. Int J Obes 42:469–478. https://doi.org/10.1038/ijo.2017.253

Regio Kliniken Adipositaszentrum: Bewegungsprotokoll Woche 1–4. https://www.sana.de/media/Kliniken/regio/1-medizin-pflege/zentren/adipositaszentrum/210043_REGIO_Adipositas_Bewegungsprotokoll.pdf. Zugegriffen: August 2024

Spengler C (2023) UZH Magazin 4/18, S 8. https://issuu.com/uzhch/docs/uzh-magazin_4-18. Zugegriffen: August 2024

Sprechlaufwandern GmbH (2024) https://www.sprechlaufwandern.de/. Zugegriffen: August 2024

Stallknecht B (2017) Riding the bike to work is just as effective as leisure time exercise. In: Cachet – Copenhagen Center for Health Technology. https://www.cachet.dk/news/nyhed?id=ea6cc734-6f59-40d8-ac9a-108dec9c127d. Zugegriffen: August 2024

TalkWalks betreut von Bertram Weisshar (2024). https://talk-walks.net/philosophie-des-gehens/. Zugegriffen: August 2024

ukb – Universitätsklinikum Bonn (2024) MMK – Multimodales Konzept zur Behandlung der Adipositas. https://www.ukbonn.de/adipositas-und-stoffwechselzentrum/multimediales-therapiekonzept/. Zugegriffen: August 2024

Zaccardi F, Davies MJ, Khunti K, Yates T (2019) Comparative relevance of physical fitness and adiposity on life expectancy: a UK biobank observational study. Mayo Clin Proc 94(6):985–994. https://doi.org/10.1016/j.mayocp.2018.10.029. Epub 2019 May 9. PMID: 31079962. https://pubmed.ncbi.nlm.nih.gov/31079962/

Dehnung braucht Entspannung – Dehnübungen im Stand, im Sitz und in Rückenlage

3

Zusammenfassung

Das 3. Kapitel behandelt die Themen:

- Dehnung – Entspannung – Nachspüren zusammen denken.
- Einatmung erleichtert die Dehnung, Ausatmung erleichtert die Entspannung.
- Wärme lockert die Muskulatur und unterstützt die Dehnung.
- Vielfältige Übungen ermöglichen passende Programme für Menschen aller Kleidergrößen.
- Hilfsmitteln und deren Einsatzmöglichkeiten.

Wenn Hilfesuchende ihre passende Form des Gehens (s. Kap. 2) gefunden haben, ist es sinnvoll, sie als nächstes mit einer Auswahl von Dehnübungen bekanntzumachen. Einige der folgenden Übungen sind vielleicht schon bekannt. Andere Übungen können das eigene Repertoire erweitern. Die genauen Ausführungen und speziell die dazugehörige Atemtechnik sowie Pausen zum Nachspüren sind dagegen nicht allen Therapeutinnen und Therapeuten vertraut. Ein möglichst umfangreiches Wissen über Übungen zu besitzen, ist hilfreich, um für eine individuelle Therapie oder für Fitnessgruppen ein passendes Übungsprogramm zusammenstellen zu können.

Ergänzende Information Die elektronische Version dieses Kapitels enthält Zusatzmaterial, auf das über folgenden Link zugegriffen werden kann https://doi.org/10.1007/978-3-662-70101-0_3.

I. Kollak, *Übungen für Körper, Atmung und Entspannung bei Adipositas*, https://doi.org/10.1007/978-3-662-70101-0_3

3.1 Das Zusammenspiel von Dehnung – Entspannung – Nachspüren

Zu Dehnübungen zu befähigen und zu einer regelmäßigen und eigenständigen Praxis zu motivieren ist eine wichtige Aufgabe. Denn Dehnübungen erhalten die physiologische Länge und Dehnfähigkeit der Muskulatur, wie die Kraftübungen (s. Kap. 4) die Kraft der Muskulatur erhalten. Ein physiologisch idealer Zustand der Muskulatur tritt ein, wenn die zur Verkürzung und Verspannung neigenden Muskeln gedehnt und die zur Abschwächung neigenden Muskeln gekräftigt werden. Denn stehen Muskeldehnung und Muskelkraft nicht im Gleichgewicht, dann entsteht ein „Teufelskreis: Die Verkürzung unterhält die Abschwächung, und umgekehrt unterhält die Abschwächung die Verkürzung" Spring et al. 2001, S. 5). Um eine Muskeldehnung spüren und fördern zu können, sind bewusste Wechsel von Anspannungs- und Entspannungsphasen wichtig.

Denn „'Entspannung' und ‚Anspannung' sind zwei Pole, zwischen denen das Leben jedes Menschen verläuft" heißt es auf der Webseite der Deutschen Gesellschaft für Entspannungsverfahren (DG-E). Weiter heißt es dazu: „Allerdings wird im gesellschaftlichen Alltag die Spannungsseite häufig übermäßig betont. Demgegenüber werden Entspannungspotenziale sowie individuelle Zugänge zu Achtsamkeit, Kontemplation und Zentrierung wenig gefördert. Das führt mittelfristig zu Gesundheitsstörungen und zu Einbußen in der persönlichen Lebensqualität" (DG-E 2024).

Pausen zum Nachspüren sind ein einfaches, aber wirksames Mittel, um die Wirkungen der Übungen erfahrbar zu machen. In der Mitte von Übungen, die zu beiden Seiten oder zuerst mit einem Arm oder Bein und dann mit dem anderen gemacht werden sowie am Ende von Übungen ist in den Beschreibungen der Übungsabläufe Zeit für kurze Pausen angegeben. Diese kurzen Momente des Nachspürens – sowohl während als auch nach jeder Übung – verbessern die Übungsergebnisse. Denn in dieser kurzen Zeit wird deutlich, welche Übung welche Dehnung auslöst und was diese bewirkt. Damit können die Übenden nicht nur die Wirkungen besser wahrnehmen lernen, sondern sie können mit ihren Therapeutinnen und Therapeuten auch klarer darüber reden.

Um Dehnungs- und Entspannungspotenziale zu fördern, Dehnübungen attraktiv und deren Wirkungen spürbar zu machen ist Folgendes wichtig:

- Mit leichten, aber effektiven Dehnübungen beginnen.
- Dehnung und Entspannung im Wechsel einüben.
- Zeiten zum Nachspüren lassen, damit die Übenden Veränderungen wahrnehmen und darüber berichten können.

3.2 Dehnung und Atmung

Muskeldehnung bedeutet Anstrengung. Zur Veranschaulichung nur ein paar Beispiele: Die verkürzten Schultergürtelmuskeln zu dehnen, kann schmerzhaft sein. Die seitlichen Rumpfmuskeln zu dehnen, erfordert eine im Alltag unübliche Bewegung. Die Muskulatur von Gesäß und hinterer Oberschenkelmuskulatur zu dehnen, strengt an.

Die genannten Übungen zur Muskeldehnung sowie weitere, in diesem Kapitel genannten Übungen stellen Anforderungen – vor allem zu Beginn. Erleichtert wird jede Dehnung durch eine zur Übung passende Atmung. Die Atmung trägt die Bewegung und erleichtert sowohl die Dehnung als auch die Entspannung. Darum werden alle Übungen mit dem dazugehörigen Atemrhythmus beschrieben.

Grundsätzlich lässt sich sagen, dass jede Einatmung mit einer Streckung und jede Ausatmung mit einer Entspannung einhergeht. Anschaulich und erfahrbar wird die Atemunterstützung beim Üben selbst. Dazu zwei Aktivitäten mit dem dazugehörigen Atemrhythmus als Beispiel: Durch die Nase einatmen und die Wirbelsäule strecken. Die Länge der Wirbelsäule und die freiwerdenden Atemräume sind spürbar. Durch die Nase ausatmen und die Schultern absenken, das Gesicht entspannen und die Zunge vom Gaumen lösen. Die Entspannung des ganzen Körpers lässt sich spüren.

3.3 Dehnung und Wärme

Dehnübungen – speziell in Rückenlage – fallen zu Beginn auf einer warmen Unterlage leichter. Denn Wärme lockert die Muskeln und unterstützt deren Dehnung. Auch das muskelumspannende Bindegewebe (Faszien), die Sehnen (zwischen Muskeln und Knochen) sowie die dazugehörigen Bänder (zwischen den Knochen) profitieren davon.

Aus der Therapie akuter Schmerzen, wie sie z. B. durch Verspannungen der Halsmuskulatur oder durch eine Lumbalgie (Hexenschuss) verursacht werden, ist bekannt, wie gut Wärme und leichte Dehnübungen helfen. Diese Kombination fördert die Entspannung der Muskeln und lässt wieder in Bewegung kommen. Um die Körperwärme zu speichern, helfen warme Unterlagen, wie Decken und Wollmatten. Um Wärme hinzuzufügen, eignen sich Heiz- und Kirschkernkissen oder Wärmflaschen, mit denen vor dem Üben die Unterlage erwärmt wurde.

Allerdings sind Patientinnen und Patienten zu ermutigen, die aus unterschiedlichen Materialien bestehenden Matten und Decken zu nutzen, die bereits im Haushalt vorhanden sind. Auch bei der Bekleidung reichen vorhandene bequeme und angenehme Shirts und Hosen aus, um die Übungen zu machen und in Entspannungspausen nicht auszukühlen.

3.4 Hilfsmittel

Von Therapeutinnen und Therapeuten werden Hilfsmittel in unterschiedlichem Umfang eingesetzt. Allerdings ist aus dem Qualitätsmanagement bekannt, dass es vor allem auf die Ergebnisqualität ankommt. Darum ist mehr Augenmerk auf das korrekte Üben zu legen, damit Patientinnen und Patienten eine Besserung spüren. Wenn Hilfsmittel geeignet sind, um eine Dehnung zu vereinfachen oder Stabilität zu bieten, dann machen sie Sinn. So ist es z. B. sinnvoll, bestimmte Übungen auf dem Stuhl sitzend oder an die Wand gelehnt üben zu lassen, bis sie genauso sicher im Stand und freistehend ausgeführt werden können.

Einige der im Buch gezeigten Übungen nutzen Hilfsmittel. Außerdem wird vor Beginn jeder Übungsbeschreibung durch Fragen auf mögliche Hilfsmittel hingewiesen. Für die Übungen im Sitz wurde ein einfacher Stuhl eingesetzt. Die Übungen in Rücken- und Seitenlage wurden auf der Matte ausgeführt. Kleine Kissen sorgten für eine Höherlagerung des Kopfes. Das kann manchmal einfach angenehmer sein und die Schultern freihalten. Die Lagerung des Kopfes über dem Herzniveau ist angezeigt, wenn Augeninnendruck oder Blutdruck erhöht sind. Kissen und Decken wurden auch zur Polsterung der Knie, Unterschenkel und Fußgelenke eingesetzt. Decken können auch bei längeren Konzentrations- und Meditationsübungen die Körperwärme halten und die Entspannung unterstützen. Klötze erleichtern die Vorbeuge. Zu Hause können Patientinnen und Patienten für diesen Zweck auch dicke Bücher nutzen. Yogagurte verlängern die Arme und überwinden Abstände (z. B. der Hände hinter dem Rücken). Bei den Gleichgewichtshaltungen ist es dagegen vorteilhaft, Matte oder Decke vom Boden wegzunehmen, um den Übenden auf flachem Boden die Balance zu erleichtern.

In diesem Buch stehen vor jeder Übung Fragen zu möglichen Hilfsmitteln, um deren Nutzen, Vor- und Nachteile zu erkunden.

3.5 Übungen zur Dehnung und Mobilisation

Die Mehrzahl der folgenden Übungen ist unkompliziert und leicht durchführbar, wenn keine Bewegungseinschränkungen vorliegen. Gibt es aber Einschränkungen, wie bspw. Kopfschmerzen, die durch verspannte Hals- und Schultermuskeln verursacht werden, Nackensteifigkeit, Schmerzen in den Knien, dann können mit der Zeit Gelenkblockaden und Kopfschmerzen durch regelmäßiges Üben gelindert oder behoben werden. Dazu ist ein vorsichtiges und behutsames Üben hilfreich.

Eine Übersicht der Übungen dieses Kapitels:

Übungen im Sitz oder im Stand	Übungen in Rückenlage, kniend und im Stand
3.5.1 Kopf drehen im Sitz mit Schulterblick 3.5.2 Kopf seitlich neigen im Sitz 3.5.3 Schultern nach hinten rotieren im Sitz 3.5.4 Schultern und Arme in einer Ebene drehen 3.5.5 Hände rotieren im Sitz (Handlotus) 3.5.6 Hüftrotation (Hula) 3.5.7 Knie rotieren im Stand 3.5.8 Armschwünge im Stand	3.5.9 Vollständige Streckung in Rückenlage 3.5.10 Beinrotation in Rückenlage 3.5.11 Knie zur Brust in Rückenlage + Variation im Sitz 3.5.12 Knie rotieren in Rückenlage 3.5.13 Arme und Beine zur Seite anheben und ab senken 3.5.14 Schulterrotation kniend + Variation im Stand 3.5.15 Oberkörperrotation im Stand 3.5.16 Seitbeuge im Stand + Variation im Sitz

Die Übungen dieses Kapitels können einzeln in kurzen Pausen gemacht werden. Sie können aber auch als fester Bestandteil zur eigenen Übungspraxis oder zu Fitness- und Yogakursen gehören. Sie folgen der Ordnung vom Kopf bis zu den Füßen.

Darüber hinaus können einige der gezeigten Übungen ohne Aufwand mit Augenübungen kombiniert werden. Wo dies möglich ist, wird in den Beschreibungen der Übungen darauf hingewiesen.

Wenn es nötig oder angenehmer ist, können Hilfsmittel eingesetzt werden. Ein Kissen unter dem Kopf kommt zum Einsatz, wenn ein erhöhter Blutdruck oder Augeninnendruck vorliegen oder wenn es einfach bequemer ist. Weitere Hilfsmittel sind Knierollen, Gurte und Blöcke. Insgesamt zielen die Übungen aber in Richtung eines möglichst einfachen und unaufwändigen Übens. Bei den Übungsbeschreibungen wird auf Hilfsmittel hingewiesen.

Alle Schritt-für-Schritt-Anleitungen der Übungen stehen unter https://doi.org/10.1007/978-3-662-70101-0_3 unter der Überschrift „Elektronisches Zusatzmaterial" zum kostenlosen Download zur Verfügung.

Übungen im Sitz oder im Stand: Der Start erfolgt mit Übungen für Kopf und Hals. Bei diesen ersten Übungen werden die Schultern entspannt und die Hände auf den Oberschenkeln abgelegt, Die Hand-, Schulter- und Armgelenke werden in den sich anschließenden Übungen mobilisiert. Darauf folgen Übungen zur Mobilisation der Hüft- und Kniegelenke. Am Ende gibt es dann noch eine Übungen im Stehen, die alle einzeln trainierten Gelenke mobilisiert. Bei allen Übungen werden die beteiligten Muskeln, Sehnen, Bänder und Faszien gedehnt.

3.5.1 Kopf drehen mit Schulterblick im Sitz

Die Halswirbel haben drei Freiheitsgrade in je zwei Richtungen: Drehen nach links und rechts, beugen nach vorn und hinten sowie neigen zu beiden Seiten (Ohr in Richtung Schulter absenken). Damit die Bewegungsmöglichkeiten bewusst wahrgenommen werden können, ist es gut, jeden Freiheitsgrad einzeln zu erleben. Das heißt, die Freiheitsgrade in beiden Richtungen einzeln zu trainieren.

Mit den folgenden Rotationsübungen wird die Beweglichkeit der Halswirbel untereinander gefördert. Gleichzeitig werden alle an den Bewegungen beteiligten Muskeln, Sehnen, Bänder und Faszien gedehnt. Die Übung wird mit einem Blick über die Schultern kombiniert, wie er im Qi Gong bekannt ist. Dieser kleine Zusatz ist gut, um die Zusammenarbeit der Hals- und Schultermuskulatur mit der Ausgenmuskulatur zu fördern. Außerdem hat dieser Blick noch einen positiven, psychischen Effekt. Er prüft, ob hinter der übenden Person die Bahn frei ist (wie z. B. beim Schulterblich im Auto) und beruhigt, wenn das der Fall ist.

Zu beachten
Diese Übung konzentriert auf die Rotation. Das Kinn bleibt bei der Drehung parallel zum Boden ausgerichtet, damit der Kopf nicht dreht und gleichzeitig beugt. Erst am Ende der möglichst großen Drehung erfolgt dann ein Nicken (Flexion).

Die Übung Schritt für Schritt
- Bequem und aufrecht sitzen, die Wirbelsäule vom Steißbein bis zum Nacken strecken, Kinn leicht absenken, Schultern entspannen und die Arme und Hände auf den Oberschenkeln ablegen. Augen und Gesicht entspannen und die Zunge vom Gaumen lösen.
- Die Füße mit ganzer Sohle aufstellen und dabei die Knie unter den Fußgelenken platzieren. Die Haltung der Ober- und Unterschenkel im Winkel von 90 Grad schont das Kniegelenk.
- Mit einer gleichmäßigen und vollständigen Einatmung durch die Nase den Kopf zu einer Seite drehen. Das Kinn bleibt parallel zum Boden ausgerichtet.
- Mit einer gleichmäßigen und vollständigen Ausatmung durch die Nase den Kopf senken und über die Schulter blicken (Abb. 3.1).

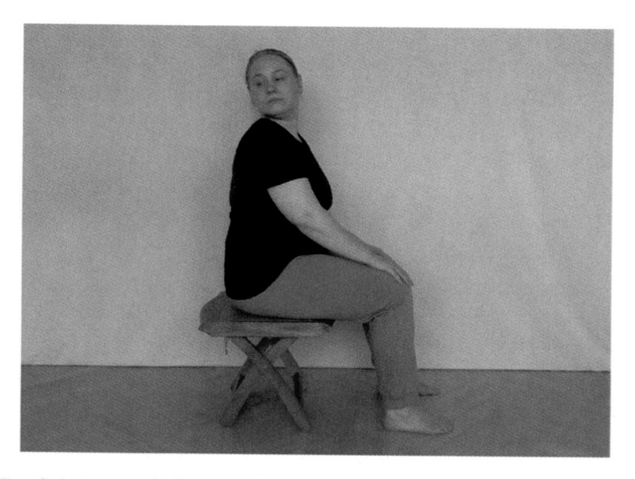

Abb. 3.1 Kopf drehen mit Schulterblick im Sitz

- Mit einer gleichmäßigen und vollständigen Einatmung durch die Nase den Kopf wieder anheben und zur anderen Seite drehen.
- Mit einer gleichmäßigen und vollständigen Ausatmung durch die Nase den Kopf senken und über die andere Schulter blicken.
- Bei gleichmäßiger und vollständiger Atmung durch die Nase die Übung mehrmals wiederholen.
- Zuletzt in die Ausgangshaltung kommen und die Wirkungen der Übung wahrnehmen. Die Augen schließen, wenn es angenehm ist.

Variation
Die Übung kann auch im Stand erfolgen.

3.5.2 Kopf seitlich neigen im Sitz

Im Alltag sind Seitneigungen des Kopfes eher selten. Eine kurze Bewegung des Kopfes hin und her erfolgt manchmal unbewusst, wenn jemand unentschieden ist. Das innere Abwägen findet mit den kleinen, seitlichen Kopfneigungen seinen Ausdruck. Die Übung besteht aus einer bewussten Neigung des Kopfes abwechselnd zu beiden Seiten. Das Ohr bewegt sich so weit wie möglich in Richtung Schulter, ohne gleichzeitig das Kinn zu senken und die Schultern anzuheben. Das erfordert Konzentration.

Zu beachten
Den Kopf ausschließlich seitlich neigen (nicht gleichzeitig nicken) und die Schultern entspannen. Bewusst das Ohr in Richtung Schulter bewegen.

Die Übung Schritt für Schritt
- Bequem und aufrecht sitzen, die Wirbelsäule vom Steißbein bis zum Nacken strecken, Kinn leicht absenken, Schultern entspannen und die Arme und Hände auf den Oberschenkeln ablegen. Augen und Gesicht entspannen und die Zunge vom Gaumen lösen.
- Die Füße mit ganzer Sohle aufstellen und dabei die Knie unter den Fußgelenken platzieren. Die Haltung der Ober- und Unterschenkel im Winkel von 90 Grad schont das Kniegelenk.
- Mit einer gleichmäßigen und vollständigen Einatmung durch die Nase die ganze Wirbelsäule strecken.
- Mit einer gleichmäßigen und vollständigen Ausatmung durch die Nase den Kopf zu einer Seite neigen und das Ohr möglichst nah zur Schulter bringen (Abb. 3.2).

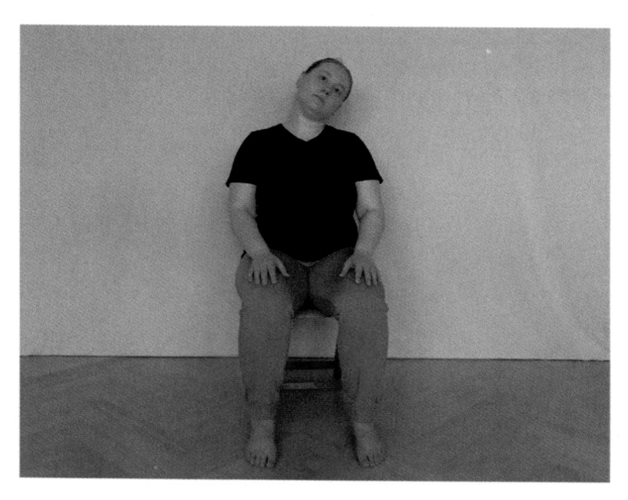

Abb. 3.2 Kopf seitlich neigen im Sitz

- Mit einer gleichmäßigen und vollständigen Einatmung durch die Nase den Kopf wieder aufrichten.
- Bei einer gleichmäßigen und vollständigen Ausatmung durch die Nase den Kopf zur anderen Seite neigen.
- Bei gleichmäßiger und vollständiger Atmung durch die Nase die Übung mehrmals wiederholen.
- Zuletzt in die Ausgangshaltung kommen und die Wirkungen der Übung wahrnehmen. Die Augen schließen, wenn es angenehm ist.

Variation
Die Übung kann auch im Stand erfolgen.

3.5.3 Schultern nach hinten rotieren im Sitz

Bei den täglichen Arbeiten sind die Schultern oft nach vorn geneigt: tippen, simsen, essen usw. Zum Ausgleich sind Rückwärtsrotationen der Schultergelenke zwischendurch oder als Teil täglicher Übungsreihen wichtig.

Zu beachten
Um tatsächlich eine Ausgleich zu erzielen, ist die Übung mindestens zehnmal zu machen. Die Rückwärtsrotation der Schultern strengt an. Daran wird deutlich, wie stark die Schultergelenke einseitig belastet werden und einen Ausgleich benötigen.

Die Übung Schritt für Schritt

- Bequem und aufrecht sitzen, die Wirbelsäule vom Steißbein bis zum Nacken strecken, Kinn leicht absenken, Schultern entspannen und die Arme locker auf den Oberschenkeln ablegen. Augen und Gesicht entspannen und die Zunge vom Gaumen lösen.
- Die Füße mit ganzer Sohle aufstellen und dabei die Knie unter den Fußgelenken platzieren. Die Haltung der Ober- und Unterschenkel im Winkel von 90 Grad schont das Kniegelenk.
- Mit einer gleichmäßigen und vollständigen Atmung die durch die Nase die beiden Schultergelenke eine ganze Weile lang nach hinten rotieren (Abb. 3.3).

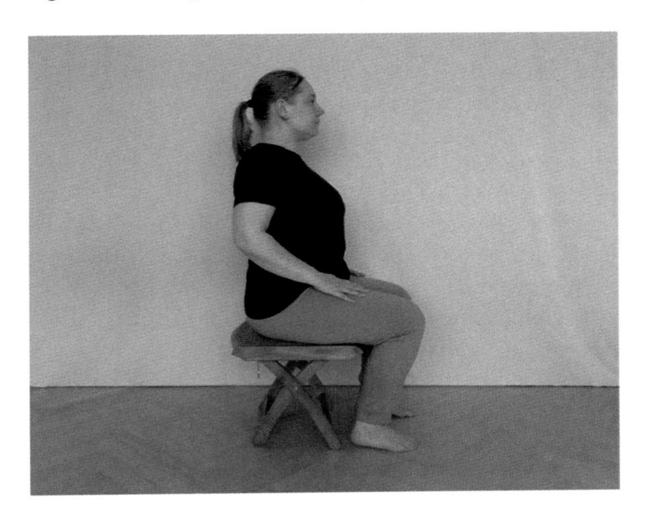

Abb. 3.3 Schultern nach hinten rotieren im Sitz

- Zuletzt in die Ausgangshaltung kommen und die Wirkungen der Übung wahrnehmen. Die Augen schließen, wenn es angenehm ist.

Variation

Die Übung kann auch im Stand erfolgen.

3.5.4 Schultern und Arme in einer Ebene drehen im Sitz

Bei dieser Übung werden die Schultergelenke wiederum auf ungewohnte Weise mobilisiert – nämlich auf Schulterniveau. Auch diese Rotation bei angehobenen Armen ist im Alltag ungewöhnlich, denn zumeist hängen die Oberarme herab. Darum wird bei dieser einfachen Übung schnell deutlich, wie anstrengend es ist, die Arme über eine längere Dauer auf Schulterniveau angehoben zu lassen. Die

Übung mobilisiert die Schultergelenke in ungewohnter Weise und kräftig die beteiligten Muskeln.

Zu beachten
Während der Übung die Arme auf Schulterhöhe lassen und vollständige Rotationen machen, sodass die Handinnenflächen nach jeder Vorwärts- und Rückwärtsrotation nach oben gerichtet sind. Darauf achten, dass die Schultern entspannt bleiben und nicht in Richtung Kopf angehoben sind. Ebenso ist darauf zu achten, dass die Arme seitlich in einer Linie mit dem Oberkörper sind.

Die Übung Schritt für Schritt

- Bequem und aufrecht sitzen, die Wirbelsäule vom Steißbein bis zum Nacken strecken, Kinn leicht absenken. Augen und Gesicht entspannen und die Zunge vom Gaumen lösen.
- Die Füße mit ganzer Sohle aufstellen und dabei die Knie unter den Fußgelenken platzieren. Die Haltung der Ober- und Unterschenkel im Winkel von 90 Grad schont das Kniegelenk.
- Mit einer gleichmäßigen und vollständigen Einatmung durch die Nase die ganze Wirbelsäule strecken und die Arme auf Schulterniveau anheben und bis in die Fingerspitzen strecken.
- Mit einer gleichmäßigen und vollständigen Ausatmung durch die Nase die Schultern entspannen und absenken.
- Mit einer gleichmäßigen und vollständigen Atmung die durch die Nase die beiden Arme nach vorn und hinten rotieren bis jeweils die Handinnenflächen nach oben gerichtet sind (Abb. 3.4 und 3.5).

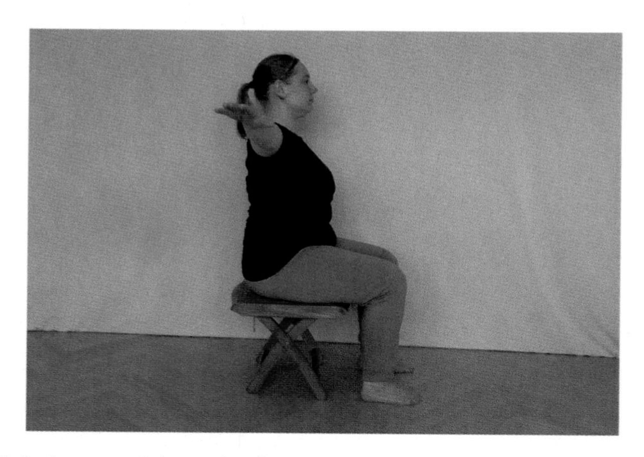

Abb. 3.4 Schultern und Arme in einer Ebene drehen im Sitz 1

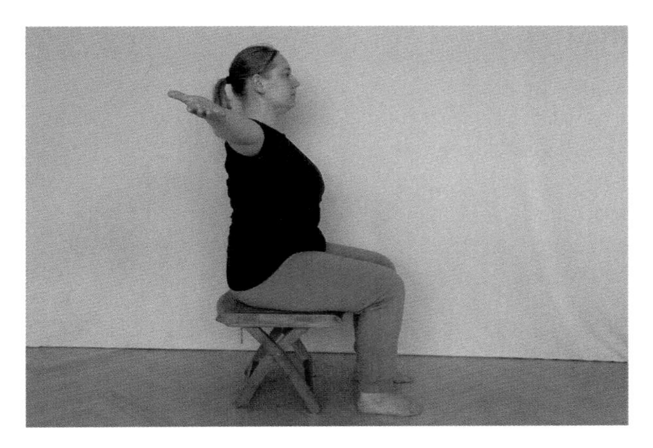

Abb. 3.5 Schultern und Arme in einer Ebene drehen im Sitz 2

- Zuletzt in die Ausgangshaltung kommen und die Wirkungen der Übung wahrnehmen. Die Augen schließen, wenn es angenehm ist.

Variation
Die Übung kann auch im Stand erfolgen.

3.5.5 Hände rotieren im Sitz (Handlotus)

Diese sanfte Rotation der Hände gegeneinander lindert Schmerzen, die in den Finger- und Handgelenken auftreten können. Ursachen der Schmerzen können Veränderungen des Bindegewebes, Nervenquetschungen und Entzündungen sein. Die am häufigsten auftretenden Symptome sind Schmerzen bei der Bewegung des Daumens (Daumensattelgelenkarthrose), fehlende Streckung der Finger – am deutlichsten bei Ringfinger und kleinem Finger (Morbus Dupuytren) und Schmerzen im Handgelenk (Karpaltunnelsyndrom). Bei akuten Entzündungen hilft nur eine kurzzeitige Ruhigstellung mit anschließender Mobilisation. In allen Fällen von Arthrosen und Nerveneinklemmungen usw. ist eine schonende Mobilisation und Dehnung notwendig. Zur Vorbeugung und Behandlung der genannten Schmerzen ist die Übung des Handlotus das Mittel der Wahl.

Zu beachten
Entspannt, vorsichtig und genau üben. Die Handgelenke haben über alle Bewegungen hinweg engen Kontakt miteinander. Die Übung oft über den Tag verteilt wiederholen, ihre Wirkungen nicht unterschätzen und Veränderungen genau beobachten.

Die Übung Schritt für Schritt
- Bequem und aufrecht sitzen, die Wirbelsäule vom Steißbein bis zum Nacken strecken, Kinn leicht absenken, Schultern entspannen und die Arme und Hände

auf den Oberschenkeln ablegen. Augen und Gesicht entspannen und die Zunge vom Gaumen lösen.

- Die Füße mit ganzer Sohle aufstellen und dabei die Knie unter den Fußgelenken platzieren. Die Haltung der Ober- und Unterschenkel im Winkel von 90 Grad schont das Kniegelenk.
- Mit einer gleichmäßigen und vollständigen Einatmung durch die Nase die ganze Wirbelsäule strecken, die gebeugten Arme auf Höhe der Brust anheben und die Innenseiten der Handgelenke locker gegeneinander legen.
- Mit einer gleichmäßigen und vollständigen Ausatmung durch die Nase die Schultern entspannt sinken lassen und die Ellbogen leicht anheben.
- Bei gleichmäßiger und vollständiger Atmung durch die Nase die Handgelenke umeinander rotieren. Die Finger zeigen abwechselnd nach oben und unten. Während der gesamten Rotation halten die Hände auf Höhe der Handwurzelknochen engen Kontakt (Abb. 3.6 und 3.7).

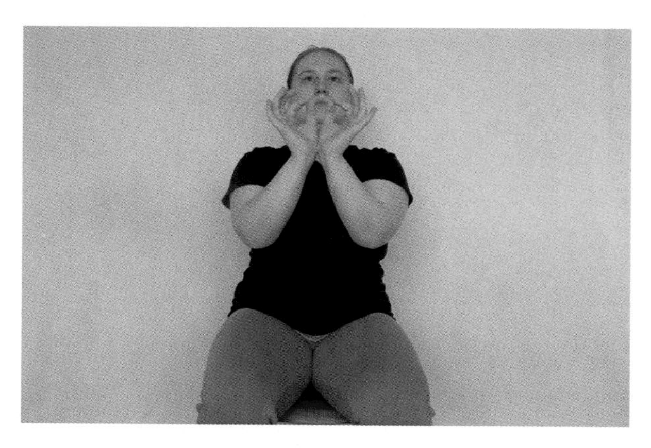

Abb. 3.6 Hände rotieren im Sitz (Handlotus) 1

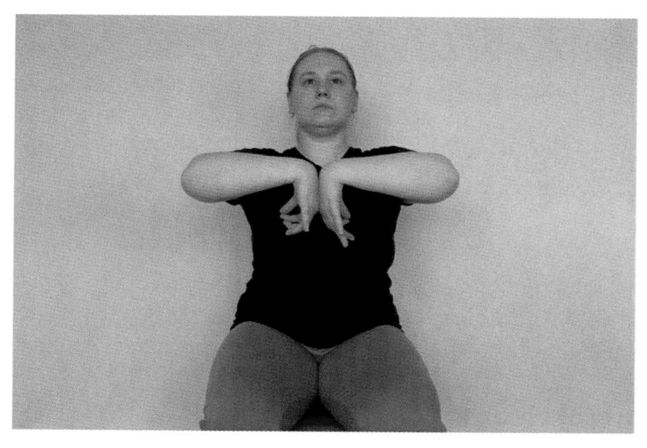

Abb. 3.7 Hände rotieren im Sitz (Handlotus) 2

- Bei gleichmäßiger und vollständiger Atmung durch die Nase die Übung eine ganze Weile lang machen.
- Zuletzt in die Ausgangshaltung kommen und die Wirkungen der Übung wahrnehmen. Die Augen schließen, wenn es angenehm ist.

3.5.6 Hüftrotation im Stand (Hula)

Die Hüftrotation vitalisiert und mobilisiert Hüft-, Knie- und Fußgelenke. Dabei werden alle beteiligten Muskeln, Sehnen, Bänder und Faszien gedehnt. Die Zusammenarbeit dieser unterschiedlichen Teile des Stützapparats macht sich nicht selten durch Knackgeräusche bemerkbar („alter Knacker"). Das macht deutlich, an welchen Stellen die Zusammenarbeit knirscht. Die Geräusche nehmen mit zunehmender Übungszeit ab. Je nachdem, wie groß die Rotation ausgeführt wird, sind die Hüft-, Knie- und Fußgelenke unterschiedlich stark beteiligt.

Zu beachten
Damit die Gelenkrotationen möglichst kräftig wirken, sind die Füßen mit ihren ganzen Sohlen fest auf dem Boden zu halten.

Die Übung Schritt für Schritt

- Bequem und aufrecht mit leicht gebeugten Knien stehen. Die Füße mehr als hüftgelenksweit voneinander entfernt und parallel zueinander aufstellen. Mit ganzen Sohlen festen Kontakt zum Boden halten. Die Hände seitlich in die Hüften stützen. Augen und Gesicht entspannen, die Zunge vom Gaumen lösen.
- Mit einer gleichmäßigen und vollständigen Einatmung durch die Nase das Becken aufrichten, die Gesäß- und Beckenmuskulatur anspannen und die Wirbelsäule noch einmal vom Steißbein bis zum Nacken strecken.
- Mit einer gleichmäßigen und vollständigen Ausatmung durch die Nase die Schultern noch einmal entspannen.
- Bei gleichmäßiger und vollständiger Atmung durch die Nase langsam die Hüften in einer Richtung kreisen (Abb. 3.8).

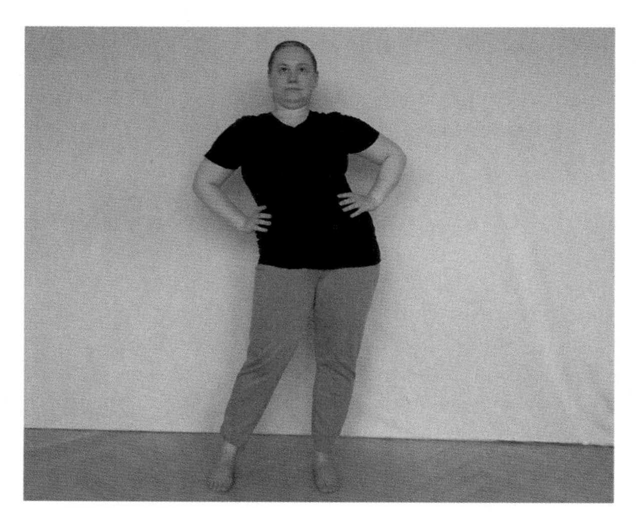

Abb. 3.8 Hüftrotation im Stand (Hula)

- Die Kreise langsam immer größer werden lassen. Darauf achten, wie mit zunehmendem Radius die Hüft-, Knie- und Fußgelenke in unterschiedlicher Weise in die Rotation einbezogen werden.
- Danach die Kreise langsam wieder verkleinern.
- Anschließend die Übung zur anderen Seite fortsetzen.
- Zuletzt in die Ausgangshaltung kommen und die Wirkungen der Übung wahrnehmen. Die Augen schließen, wenn es angenehm ist.

3.5.7 Knie rotieren im Stand

Das komplizierte Gebilde aus Knochen, Bändern, Muskeln und Sehnen, das das menschliche Knie bildet, benötigt immer wieder eine Ausrichtung aller beteiligten Anteile – Gelenke, Muskeln, Knorpel, Sehnen und Bänder. Die Knie noch vor dem Aufstehen einmal „zu sortieren" (s. Übung 3.5.12) oder zwischendurch im Stand, wie diese Übung zeigt, ist immer eine gute Vorbeugung gegen Verschleiß und hilft bei Blockaden und gegen Schmerzen. Knierotationen sind zwischendurch, regelmäßig in Übungsabfolgen sowie als Teil von Fitnessprogrammen unerlässlich. Regelmäßiges Üben zeigt Erfolge.

Zu beachten
Beim Rotieren der Knie im Stand auf den Rücken achten, der während der ganzen Zeit gestreckt ist.

Die Übung Schritt für Schritt

- Bequem und aufrecht mit leicht gebeugten Knien stehen. Die Füße dicht nebeneinander und mit festem Kontakt zum Boden aufstellen. Die Wirbelsäule vom Steißbein bis zum Nacken strecken, Kinn leicht absenken, Schultern entspannen, Arme und Hände locker neben dem Körper hängen lassen. Augen und Gesicht entspannen, die Zunge vom Gaumen lösen.
- Mit gestrecktem Rücken vorbeugen, die Knie leicht beugen und die Hände mit den ganzen Handinnenflächen auf den Knien ablegen.
- Bei gleichmäßiger und vollständiger Atmung durch die Nase die geschlossenen Knie zu einer Seite kreisen (Abb. 3.9).

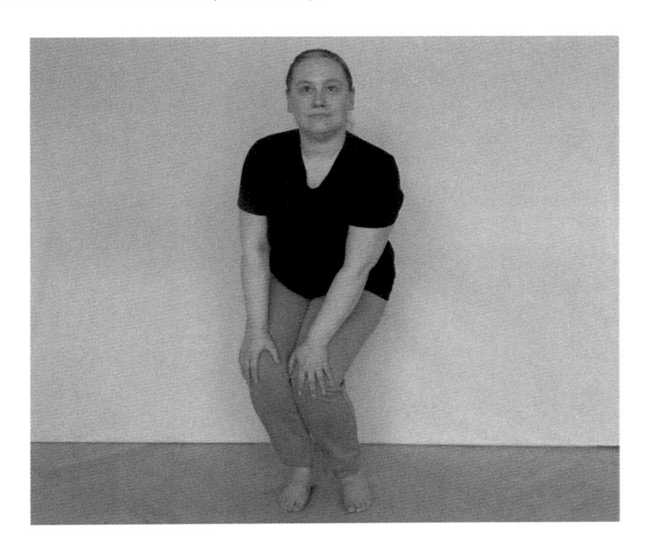

Abb. 3.9 Knie rotieren im Stand

- Die Kreise langsam größer werden lassen und auf Blockaden und Geräusche achten. (Z. B.: An welcher Stelle sind sie und in welcher Bewegungsrichtung ist es besser oder schlechter?) Mit den Handtellern die Bewegungen erfühlen.
- Danach die Kreise langsam wieder verkleinern.
- Anschließend die Übung zur anderen Seite fortsetzen.
- Zuletzt in die Ausgangshaltung kommen und die Wirkungen der Übung wahrnehmen. Die Augen schließen, wenn es angenehm ist.

3.5.8 Armschwünge im Stand

Am Schluss dieser Übungsabfolge erfolgt noch eine weitere Übung, die aus dem Qi Gong stammt. Damit sie auf spielerische Weise alle Gelenke vom Kopf bis zu den Füßen mobilisiert, wird der Schwung vergrößert. Die Atmung ist fließend und durch die Nase.

Zu beachten
Den Schwung aus den Schultern holen. Die Arme hängen locker herab und folgen dem Schwung der Schultern. Sie bewegen sich wie die Ärmel einer lose übergehängten Jacke.

Die Übung Schritt für Schritt

- Bequem und aufrecht mit leicht gebeugten Knien stehen. Die Füße mehr als hüftgelenksweit voneinander entfernt, parallel zueinander aufstellen. Die Wirbelsäule vom Steißbein bis zum Nacken strecken, Kinn leicht absenken, Schultern entspannen, Arme und Hände locker neben dem Körper hängen lassen. Augen und Gesicht entspannen, die Zunge vom Gaumen lösen.
- Bei gleichmäßiger und vollständiger Atmung durch die Nase die Schultern zu beiden Seiten vor und zurück bewegen. Die Arme passiv neben dem Körper schwingen lassen. Der Blick folgt den Bewegungen (Abb. 3.10).

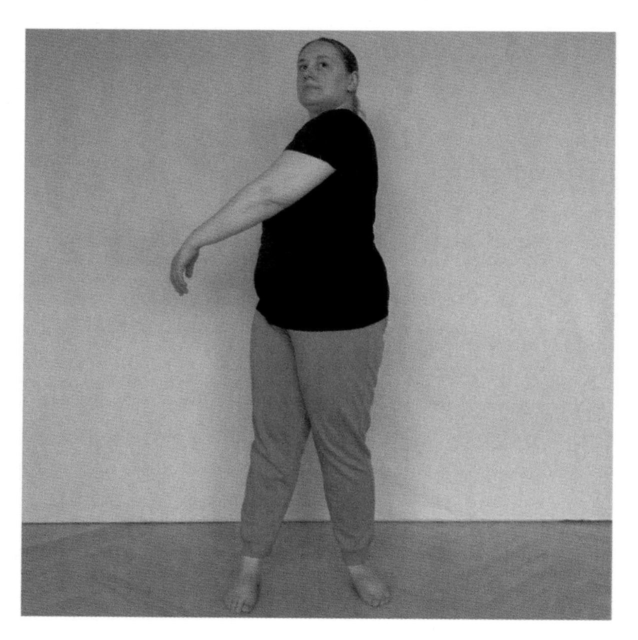

Abb. 3.10 Armschwünge im Stand

- Die Vor- und Zurückbewegungen der Schultern langsam größer werden lassen bis die Arme deutlich Schwung haben. Dabei heben sich die Fersen vom Boden ab.
- Danach die Schwünge langsam wieder verkleinern.

- Zuletzt in die Ausgangshaltung kommen und die Wirkungen der Übung wahrnehmen. Die Augen schließen, wenn es angenehm ist.

3.5.9 Vollständige Streckung in Rückenlage

Der zweite Teil der Übungen zur Dehnung und Mobilisation beginnt in der Rückenlage. In dieser Haltung zu üben, hat den Vorteil, dass die Hüft-, Knie- und Fußgelenke ohne Belastung durch das Eigengewicht mobilisiert werden können. Dann folgen Übungen in Seitenlage und im Kniestand. Bei einigen Übungen sind Variationen im Sitz oder Stand möglich. In den Übungsbeschreibungen wird darauf hingewiesen. Diese Variationen sind für ein Üben zwischendurch nützlich – z. B., wenn es einen Moment Zeit gibt oder Schmerzen auftreten. Am Kapitelschluss gibt es noch einmal Rotationen und Seitbeugen des Oberkörpers im Stand. Wie Muskeln, Sehnen, Bänder und Faszien bei diesen Übungen gedehnt werden, wird durch die Beschreibungen und Fotos ebenfalls vermittelt.

Die vollständige Streckung in Rückenlage ermöglicht es, auf ganzer Länge die Wirbelsäule, Arme und Beine ohne Körpergewicht zu dehnen. Einen Moment in der Rückenlage zu verweilen, verdeutlicht zudem, welche Teile des Rückens Kontakt mit dem Boden haben, entspannt oder angespannt sind und wie sich der Körper insgesamt vor dem Üben anfühlt. Nach mehreren Wiederholungen und mehr Erfahrungen mit dieser kurzen „Bestandsaufnahme" lässt sich immer leichter erkennen, wie das körperliche, geistige und seelische Befinden aktuell ist.

Zu beachten
Die Finger abwechselnd mit dem einen und dem anderen Daumen nach oben verschränken. Es gibt eine bevorzugte Haltung, und ein Wechsel ist gut und macht sich bemerkbar. Die Füße bei den Streckungen gebeugt lassen.

Fragen zu möglichen Hilfsmitteln
Ist ein Kissen unter dem Kopf notwendig? Ist eine Streckung leichter möglich, wenn die Hände etwas Abstand haben und z. B. einen Gurt halten? Liegen die Beine auf einer Knierolle entspannter?

Die Übung Schritt für Schritt
- Bequem auf dem Rücken liegen, die Beine ablegen, die Füße entspannt zu den Seiten gleiten lassen. Die Wirbelsäule vom Steißbein bis zum Nacken strecken, Kinn leicht absenken und die Schultern entspannen. Augen und Gesicht entspannen, die Zunge vom Gaumen lösen.
- Die Hände verschränken und mit den Handinnenflächen nach oben auf dem Kopf ablegen (Abb. 3.11).

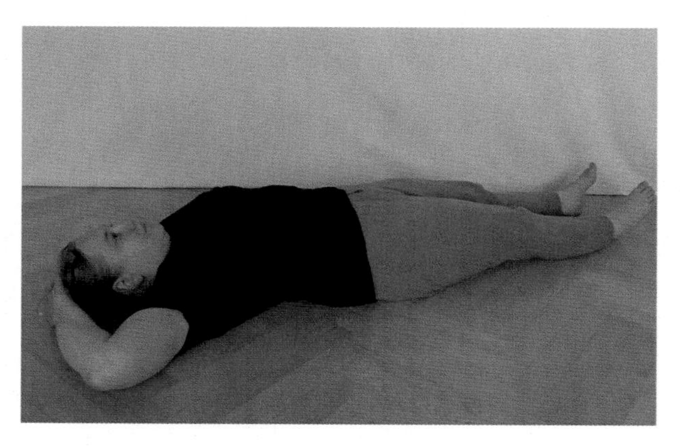

Abb. 3.11 Vollständige Streckung in Rückenlage 1

- Mit einer gleichmäßigen und vollständigen Einatmung durch die Nase die Füße beugen (zum Körper heranziehen, um eine möglichst starke Dehnung der Achillessehne zu erzielen). Die Arme vollständig strecken. Arme, Nacken, Wirbelsäule und Beine sind vollständig getreckt (Abb. 3.12).

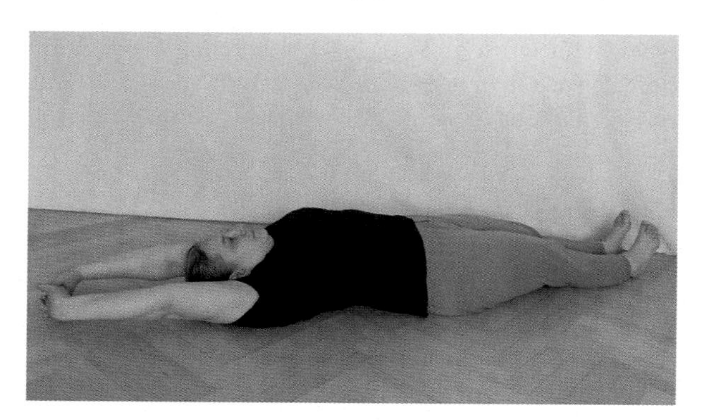

Abb. 3.12 Vollständige Streckung in Rückenlage 2

- Mit einer gleichmäßigen und vollständigen Ausatmung durch die Nase wieder zurück in die Ausgangshaltung kommen.
- Mit einer gleichmäßigen und vollständigen Einatmung durch die Nase die Streckung wiederholen. Darauf achten, dass dieses Mal die Finger anders verschränkt sind (der andere Daumen außen liegt).
- Bei gleichmäßiger und vollständiger Atmung durch die Nase die Übung mehrmals wiederholen.
- Zuletzt in die Ausgangshaltung kommen und die Wirkungen der Übung wahrnehmen. Die Augen schließen, wenn es angenehm ist.

Variation

Die Übung kann auch im Stand erfolgen. Dann mit jeder Einatmung und Streckung auf die Fußspitzen gehen und mit jeder Ausatmung zurück in die Ausgangshaltung kommen (s. Abschn. 5.3.2 Palme).

3.5.10 Beinrotation in Rückenlage

Wie die Kniegelenke, so benötigen auch die Hüftgelenke eine möglichst dauerhafte, korrekte Ausrichtung der Knochen und Bänder sowie der dazugehörigen Muskeln, Faszien und Sehnen (Alignment). Ohne das Körpergewicht zu tragen, werden bei dieser Übung die Hüftgelenke mobilisiert. Das Ziel ist, möglichst große Rotationen der Hüftgelenke in beiden Richtungen machen zu können. Um gute Erfolge zu erreichen, ist eine langsame Steigerung hilfreich und erspart unnötigen Muskelkater und Rückschritte.

Zu beachten

Während der gesamten Übungszeit den Nacken gestreckt lassen. Beim Üben kommt es darauf an, ein Gespür für die Beweglichkeit der Gelenke zu bekommen. Darum ist auf Blockaden und Geräusche im Knie zu achten: An welcher Stelle treten sie auf und in welcher Rotationsrichtung. Diese Blockaden durch leichtes Rotieren und Änderung der Bewegungsrichtungen abschwächen und möglichst überwinden.

Fragen zu möglichen Hilfsmitteln

Ist ein Kissen unter dem Kopf notwendig? Fallen die Rotationen leichter, wenn die Beine von einem Gurt mitgetragen werden?

Die Übung Schritt für Schritt

- Bequem auf dem Rücken liegen, die Knie beugen und die Füße hüftgelenksweit voneinander entfernt aufstellen. Die Wirbelsäule vom Steißbein bis zum Nacken strecken, Kinn leicht absenken und die Schultern entspannen. Die Arme liegen zu beiden Seiten des Körpers mit den Handflächen nach oben. Augen und Gesicht entspannen, die Zunge vom Gaumen lösen.
- Einen Fuß aufgestellt lassen, den anderen Fuß abheben, das Knie beugen und zum Oberkörper heranziehen.
- Mit einer gleichmäßigen und vollständigen Einatmung durch die Nase das gebeugte Bein vollständig strecken. Bei der Beinstreckung bleibt der Fuß gebeugt (in der Vorstellung wie gegen eine Wand drücken).
- Mit einer gleichmäßigen und vollständigen Ausatmung durch die Nase das gestreckte Bein in einem Halbkreis zur Seite bewegen, langsam beugen und wieder zum Oberkörper führen (Abb. 3.13).

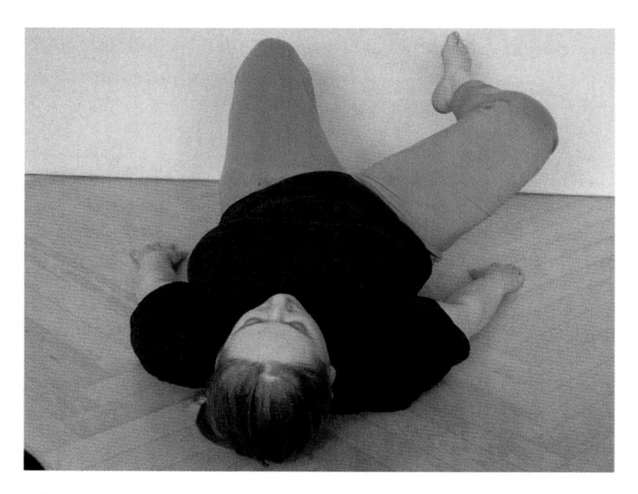

Abb. 3.13 Beinrotation in Rückenlage

- Bei gleichmäßiger und vollständiger Atmung durch die Nase die Übung mehrmals wiederholen und zuerst kleine Kreisbewegungen machen.
- Die Kreise langsam immer größer werden lassen und darauf achten an welcher Stelle Blockaden und Geräusche im Hüftgelenk auftreten.
- Dann mit demselben Bein weiter üben, aber die Bewegungsrichtung wie folgt ändern.
- Mit einer gleichmäßigen und vollständigen Einatmung durch die Nase das gebeugte Bein zur Seite neigen und im Halbkreis rotieren, bis es wieder gestreckt ist.
- Mit einer gleichmäßigen und vollständigen Ausatmung durch die Nase das gestreckte Bein langsam beugen und wieder zum Oberkörper heranziehen.
- Bei gleichmäßiger und vollständiger Atmung durch die Nase die Übung mehrmals in dieser Bewegungsrichtung wiederholen.
- Bevor die Übung mit dem anderen Bein fortgesetzt wird, eine kurze Pause in der Ausgangshaltung machen und nachspüren. Gibt es Unterschiede in der Wahrnehmung des rechten und linken Hüftgelenks? Im linken und rechten Bein? In welcher Art? An welcher Stelle?
- Dann die Übung mit dem anderen Bein fortsetzen.
- Zuletzt in die Ausgangshaltung kommen und die Wirkungen der Übung wahrnehmen. Die Augen schließen, wenn es angenehm ist.

3.5.11 Knie zur Brust in Rückenlage und Variation im Sitz

Diese Übung ist eine Wohltat für den unteren Rücken. Die untere Wirbelsäule – die Lendenwirbel sowie Kreuz- und Steißbein – wird gegen ihre gewohnte Beugung gestreckt. Das schafft Platz zwischen den Lendenwirbeln und dehnt die beteiligten Muskeln und Sehnen.

Zu beachten
Während der ganzen Zeit den Nacken gestreckt lassen.

Fragen zu möglichen Hilfsmitteln
Ist ein Kissen unter dem Kopf notwendig? Ist die Übung leichter mit einem Gurt auszuführen?

Die Übung Schritt für Schritt

- Auf dem Rücken liegend, die Knie beugen und die Füße nebeneinander aufstellen. Die Wirbelsäule vom Steißbein bis zum Nacken strecken, Kinn leicht absenken und die Schultern entspannen. Die Arme liegen neben dem Körper. Augen und Gesicht entspannen, die Zunge vom Gaumen lösen.
- Mit einer gleichmäßigen und vollständigen Einatmung durch die Nase die gebeugten Beine zum Oberkörper heranziehen und mit den Händen umfassen. Linke Hand hält das linke Knie, die rechte Hand das rechte. Die Füße entspannt baumeln lassen.
- Mit einer gleichmäßigen und vollständigen Ausatmung durch die Nase beide Knie zum Oberkörper heranziehen (Abb. 3.14).

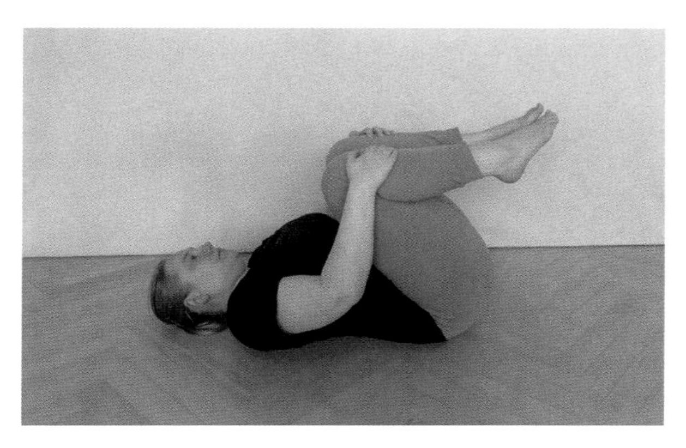

Abb. 3.14 Knie zur Brust in Rückenlage 1

- Bei gleichmäßiger und vollständiger Einatmung durch die Nase die Knie wieder vom Körper weg bewegen.
- Bei gleichmäßiger und vollständiger Atmung durch die Nase die Übung mehrmals wiederholen und die Knie abwechselnd heranziehen und wegbewegen.
- Zuletzt in die Ausgangshaltung kommen und die Wirkungen der Übung wahrnehmen. Die Augen schließen, wenn es angenehm ist.

Variation mit Gurt
Wenn die gebeugten Beine leichter mit einem Gurt zum Oberkörper heranzuziehen sind, dann den Gurt unterhalb der Knie anlegen und mit beiden Händen halten (Abb. 3.15).

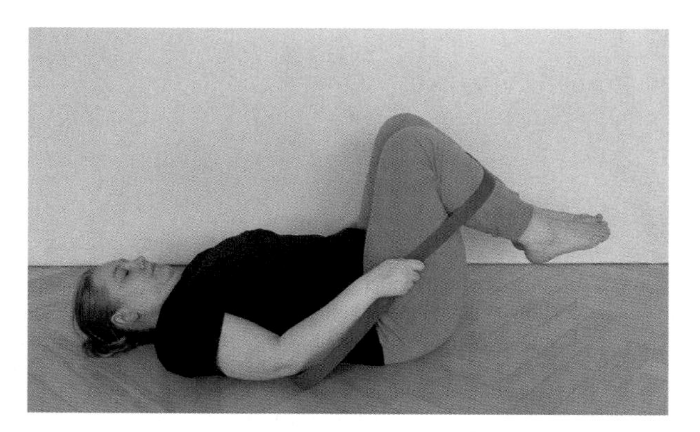

Abb. 3.15 Knie zur Brust in Rückenlage mit Gurt

Variation im Sitz
Diese Übung kann auch im Sitz erfolgen. Dazu mit jedem Knie einzeln üben und jeweils ein Knie an den Körper heranziehen und vom Körper wegbewegen. Beide Hände übereinander auf das jeweils übende Knie legen (Abb. 3.16).

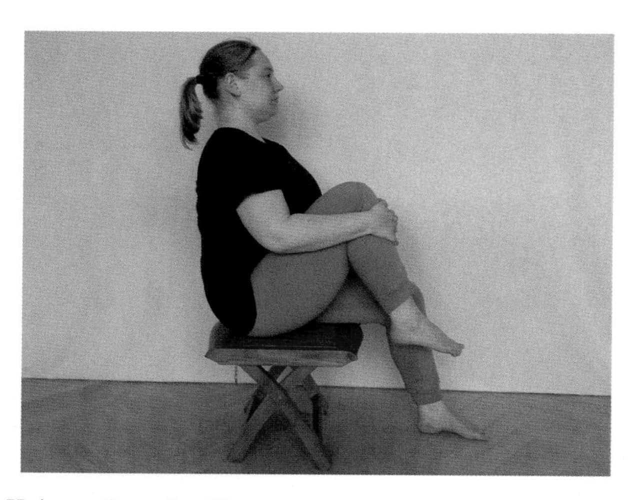

Abb. 3.16 Knie zur Brust im Sitz

3.5.12 Knie rotieren in Rückenlage

Die komplizierte Struktur des Knies aus Knochen, Knorpel, Bändern, Muskeln und Sehnen immer wieder „zu sortieren", ist wichtig, damit alles an seinem Platz ist, keine einseitige Abnutzung erfolgt und Schmerzen vorgebeugt wird. Das wurde bereits ausführlich beschrieben (s. Abschn. 5.7). Der Vorteil einer Ausrichtung des Knies in Rückenlage ist, dass die Knie dabei vom Körpergewicht entlastet sind.

Zu beachten
Bei Kniebeschwerden diese Übung noch im Bett und vor dem Aufstehen machen. Bevor die Knie belastet werden, kann so ein Alignment (korrekte Ausrichtung von Knochen und Bändern, Muskeln, Faszien und Sehnen) erfolgen. Während der ganzen Zeit den Nacken gestreckt lassen.

Fragen zu möglichen Hilfsmitteln
Ist ein Kissen unter dem Kopf notwendig?

Die Übung Schritt für Schritt
- Bequem auf dem Rücken liegen, die Knie beugen und die Füße nebeneinander aufstellen. Die Wirbelsäule vom Steißbein bis zum Nacken strecken, Kinn leicht absenken und die Schultern entspannen. Die Arme liegen neben dem Körper. Augen und Gesicht entspannen, die Zunge vom Gaumen lösen.
- Mit einer gleichmäßigen und vollständigen Einatmung durch die Nase noch einmal den Nacken strecken und während der gesamten Übungszeit gestreckt lassen.
- Mit einer gleichmäßigen und vollständigen Ausatmung durch die Nase die gebeugten Beine zum Oberkörper heranziehen und mit den Händen umfassen. Linke Hand hält das linke Knie, die rechte Hand das rechte.
- Bei gleichmäßiger und vollständiger Atmung durch die Nase beide Knie in eine Richtung mehrmals rotieren. Die Füße begleiten diese Bewegung und rotieren in den Fußgelenken. Beim Üben auf Blockaden und Geräusche achten. (Z. B.: An welcher Stelle sind sie im Knie im Fußgelenk und in welcher Bewegungsrichtung ist es besser oder schlechter?) Mit den Handtellern die Bewegungen in den Knien erfühlen (Abb. 3.17).

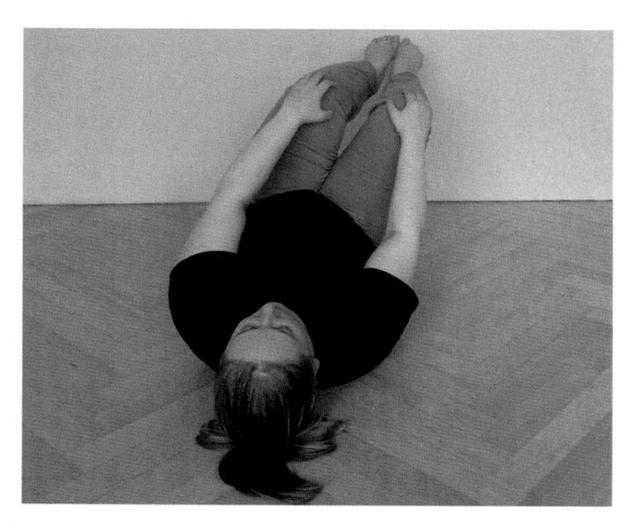

Abb. 3.17 Knie rotieren in Rückenlage

- Anschließend die Übung mit einer Rotation in Gegenrichtung fortsetzen und mehrmals wiederholen.
- Zuletzt in die Ausgangshaltung kommen und die Wirkungen der Übung wahrnehmen. Die Augen schließen, wenn es angenehm ist.

3.5.13 Beine zur Seite anheben und absenken

Mit dem seitlichen Anheben der Beine werden Muskelgruppen aktiviert, die im Alltag nicht oft zum Einsatz kommen. Ebenso erfolgt eine Mobilisierung der Gelenke in einer Weise, wie sie bei Alltagsbewegungen seltener sind. Damit die sonst weniger üblichen Bewegungsrichtungen und Dehnungen tatsächlich geübt werden, ist es wichtig, auf eine korrekte Ausrichtung zu achten. Auf diese wird in den Übungsbeschreibungen Schritt für Schritt hingewiesen.

Die Muskelgruppen, die gestärkt werden sollen, verlaufen seitlich der Hüftgelenke sowie vom Becken an der Beininnenseiten entlang. Sie sorgen für die Aufrichtung und Stabilität des Beckens beim aufrechten Gang. Die Arbeit der Muskeln strengt an und ist auf der Innen- und Außenseite der Oberschenkel und im Gesäß spürbar.

Zu beachten
Damit die genannten Muskelgruppen angesprochen werden, muss eine seitliche Bewegung erfolgt. Während der Bewegung des Beins den Fuß gebeugt halten.

Fragen zu möglichen Hilfsmitteln
Ist der Einsatz eines Gurts sinnvoll, um das übende Bein anzuheben?

Die Übung Schritt für Schritt

- Bequem Körper und Beine auf der Seite ablegen. Der untere Arm kann unter dem Kopf gestreckt oder gebeugt liegen oder angewinkelt sein und den Kopf stützen (wie es angenehmer ist). Augen und Gesicht entspannen, die Zunge vom Gaumen lösen. Beide Beine strecken und zur Stabilisierung der Haltung, die Hand des oberen Arms vor dem Körper aufstützen (Abb. 3.18).

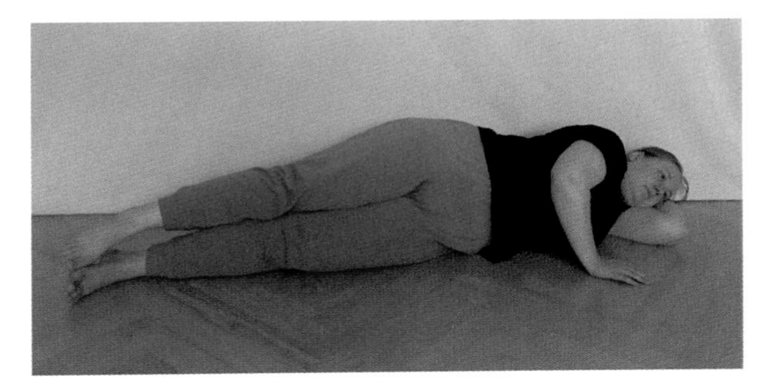

Abb. 3.18 Beine zur Seite anheben und absenken 1

- Mit einer gleichmäßigen und vollständigen Einatmung durch die Nase das obere Bein strecken und seitlich anheben. Beide Füße gebeugt lassen (Abb. 3.19).

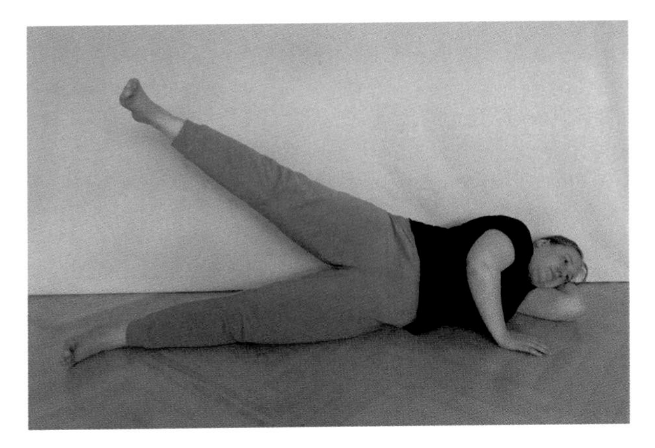

Abb. 3.19 Beine zur Seite anheben und absenken 2

- Mit einer gleichmäßigen und vollständigen Ausatmung durch die Nase das gestreckten Bein wieder ablegen.

- Zunächst das Bein nur leicht anheben und die Hebung mit jedem Durchgang etwas vergrößern. (Es ist besser, kleine Bewegungen zur Seite zu machen, als mit dem Bein nach vorn auszuweichen.)
- Bei gleichmäßiger und vollständiger Atmung durch die Nase die Übung mehrmals wiederholen.
- Bevor die Übung mit dem anderen Bein fortgesetzt wird, eine kurze Pause in Rückenlage machen und nachspüren. Gibt es Unterschiede in der Wahrnehmung des linken und rechten Hüftgelenks, des linken und rechten Beins? Welcher Art? An welcher Stelle?
- Dann auf die andere Seite drehen und die Übung mit dem anderen Bein fortsetzen.
- Zuletzt in die Ausgangshaltung kommen und die Wirkungen der Übung wahrnehmen. Die Augen schließen, wenn es angenehm ist.

3.5.14 Schulterrotation kniend und Variation im Stand

In der nächsten Übung wird eine Rotation im Bereich der Brustwirbelsäule beschrieben und gezeigt. Da im Alltag Rotationen in dem Bereich der Wirbelsäule selten erfolgen, bietet diese Mobilisations- und Dehnübung einen wichtigen Ausgleich.

Zu beachten
Um die Ellenbogen- und Schultergelenke gleichmäßig zu belasten, ist es gut, sie genau übereinander aufzustellen. Gleiches gilt für die Knie- und Hüftgelenke.

Fragen zu möglichen Hilfsmitteln
Ist es angenehmer, wenn die Knie auf einer weichen Unterlage ruhen (Decke, Kissen)? Reicht es, die Knie auf eine weiche Unterlage zu lagern oder ist es besser, Knie und Unterschenkel zu polstern?

Die Übung Schritt für Schritt
- Auf die Matte knien und den Oberkörper vorbeugen, bis die Hände auf der Matte aufgestützt sind (Vierfüßlerstand). Die Knie sind hüftgelenksweit voneinander entfernt aufgestellt und befinden sich unterhalb der Hüftgelenke. Die Füße ruhen gestreckt auf den Fußrücken. Die Unterarme ablegen und darauf achten, dass Ellbogen und Schultern übereinander sind. Die Wirbelsäule vom Steißbein bis zum Nacken strecken, Kinn leicht absenken, Schultern entspannen. Augen und Gesicht entspannen, die Zunge vom Gaumen lösen.
- Mit einer gleichmäßigen und vollständigen Einatmung durch die Nase einen Arm anheben und zur Decke strecken. Mit dem Blick die Bewegung verfolgen (Abb. 3.20).

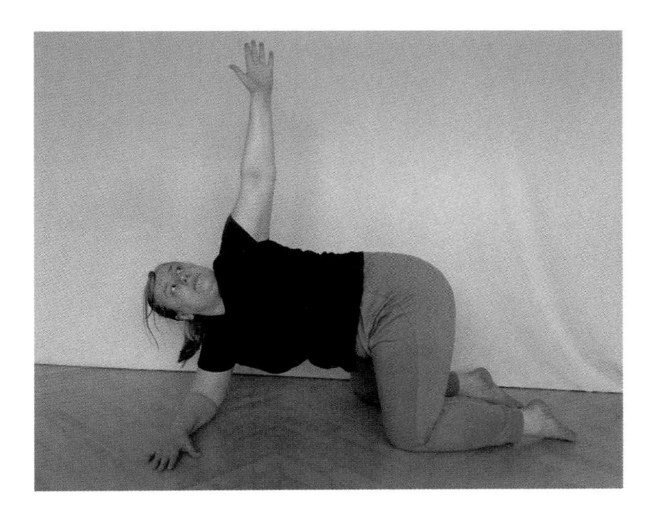

Abb. 3.20 Schulterrotation kniend

- Mit einer gleichmäßigen und vollständigen Ausatmung durch die Nase den Arm absenken und auf der Matte ablegen.
- Bei gleichmäßiger und vollständiger Atmung durch die Nase die Übung mehrmals zu beiden Seiten wiederholen.
- Zuletzt in eine bequeme Haltung (z. B. Fersensitz, Schneidersitz) kommen und die Wirkungen der Übung wahrnehmen. Die Augen schließen, wenn es angenehm ist.

Variation im Stand
Diese Übung kann auch im Stand erfolgen. Auf diese Weise kann sie zwischendurch gemacht werden. Diese Variation macht es aber auch möglich, eine Oberkörperrotation zu üben, wenn das Knien belastet. Dazu sind die Füße mehr als hüftgelenksweit voneinander entfernt, parallel zueinander und mit ganzer Sohle aufzustellen. Die Knie leicht beugen und die Unterarme auf die Oberschenkel ablegen. In der Standhaltung abwechselnd den linken und rechten Arm zur Decke strecken. Die Bewegung mit dem Blick verfolgen und den gestreckten Arm entlang in die Höhe schauen (Abb. 3.21).

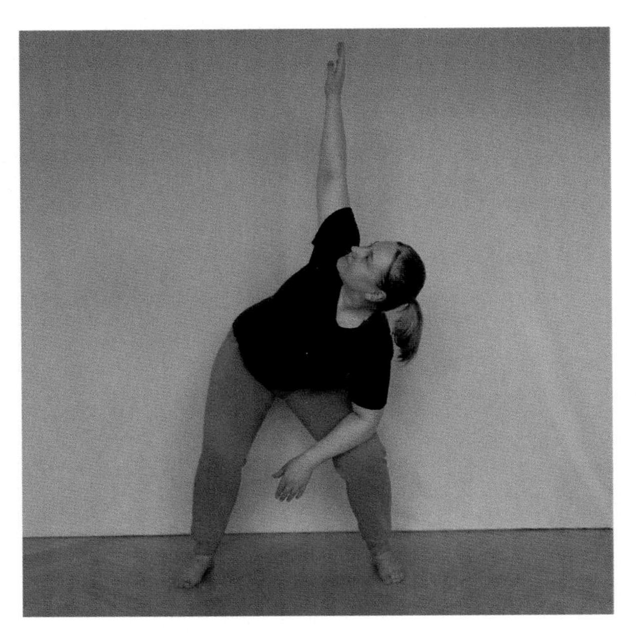

Abb. 3.21 Schulterrotation im Stand

3.5.15 Oberkörperrotation im Stand

Eine Rotation aus der Taille erfolgt bei der nächsten Übung. Zur Unterstützung der Drehbewegung wird der Schwung der Arme genutzt. Auch bei dieser Übung bietet es sich an, den Blick über die Arme hinaus schweifen zu lassen. Auf diese Weise erweitern sich durch regelmäßiges Üben sowohl der Rotationsradius des Oberkörpers als auch das Blickfeld der Augen.

Zu beachten
Die Arme sind während der gesamten Übung gestreckt auf Schulterniveau zu halten. Schultergelenke dabei entspannen.

Die Übung Schritt für Schritt

- Bequem und aufrecht mit leicht gebeugten Knien stehen. Die Füße mehr als hüftgelenksweit voneinander entfernt, parallel zueinander und mit festem Kontakt zum Boden aufstellen. Die Wirbelsäule vom Steißbein bis zum Nacken strecken, Kinn leicht absenken, Schultern entspannen, Arme und Hände locker neben dem Körper hängen lassen. Augen und Gesicht entspannen, die Zunge vom Gaumen lösen.
- Mit einer gleichmäßigen und vollständigen Einatmung durch die Nase beide Arme auf Schulterniveau anheben (Schultergelenke locker lassen), einen Arm

beugen, sodass die Hand des gebeugten Arms vor dem Brustbein liegt und unter der Führung des gestreckten Arms den Oberkörper zu dieser Seite drehen. Am Ende der Rotation den Arm entlang in die Ferne schauen (Abb. 3.22).

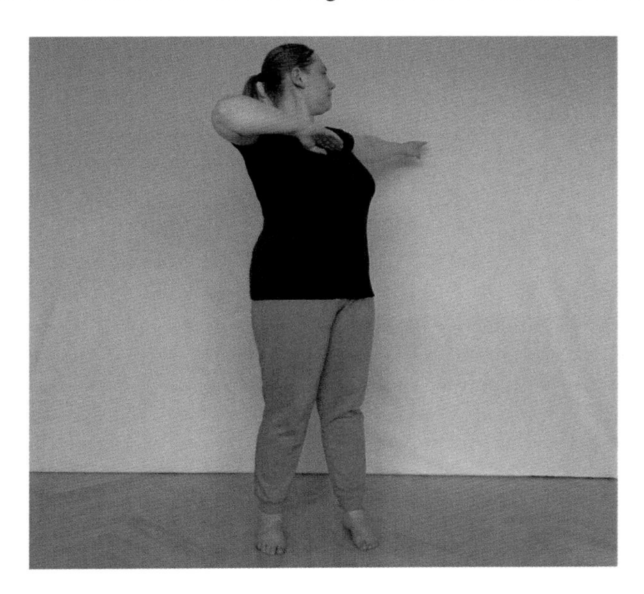

Abb. 3.22 Oberkörperrotation im Stand

- Mit einer gleichmäßigen und vollständigen Ausatmung durch die Nase die Rotation zurück machen, Armhaltung wechseln und zur anderen Seite die Übung fortsetzen.
- Bei gleichmäßiger und vollständiger Atmung durch die Nase die Übung mehrmals zu beiden Seiten wiederholen.
- Zuletzt in die Ausgangshaltung kommen und die Wirkungen der Übung wahrnehmen. Die Augen schließen, wenn es angenehm ist.

3.5.16 Seitbeuge im Stand

Bei dieser Übung geht es um eine Dehnung der Flankenmuskulatur, die im Alltag selten ist. Im Alltag vorherrschend sind die Vorbeugen des Oberkörpers. Um einen Ausgleich zu schaffen, ist bei der Seitbeuge darauf zu achten, nicht unbemerkt den Oberkörper nach vorn zu neigen.

Auch bei dieser Übung ist es möglich, die Augen gleichzeitig zu trainieren. Dazu den Blick jeweils auf die Hände der nach links oder rechts gestreckten Arme zu richten. Dabei den Kopf nicht anheben, um tatsächlich das Sehen am oberen Bildrand zu trainieren.

Zu beachten
Die Beugung des Oberkörpers über die Körperflanken machen und nicht gleichzeitig nach vorn beugen.

Die Übung Schritt für Schritt

- Bequem und aufrecht mit leicht gebeugten Knien stehen. Die Füße mehr als hüftgelenksweit voneinander entfernt, parallel zueinander und mit festem Kontakt zum Boden aufstellen. Die Wirbelsäule vom Steißbein bis zum Nacken strecken, Kinn leicht absenken, Schultern entspannen, Arme und Hände locker neben dem Körper hängen lassen. Augen und Gesicht entspannen, die Zunge vom Gaumen lösen.
- Mit einer gleichmäßigen und vollständigen Einatmung durch die Nase beide Arme seitlich anheben, bis eine Hand das Handgelenk der anderen Hand umfassen kann (Schultergelenke locker lassen).
- Mit einer gleichmäßigen und vollständigen Ausatmung durch die Nase zieht die Hand, die das Handgelenk umfasst, den gesamten Oberkörper zur Seite. Eine Dehnung in der Flanke wird spürbar. Evtl. den Blick auf die Hände richten, ohne den Kopf dabei in den Nacken zu neigen (Abb. 3.23).

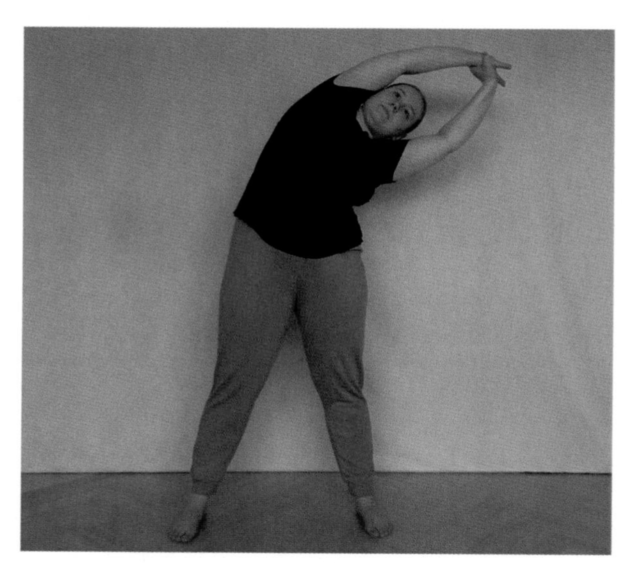

Abb. 3.23 Seitbeuge um Stand

- Mit einer gleichmäßigen und vollständigen Einatmung durch die Nase den Oberkörper wieder aufrichten, Handhaltung wechseln und die Übung zur anderen Seite fortsetzen.
- Bei gleichmäßiger und vollständiger Atmung durch die Nase die Übung mehrmals zu beiden Seiten wiederholen.

- Zuletzt in die Ausgangshaltung kommen und die Wirkungen der Übung wahrnehmen. Die Augen schließen, wenn es angenehm ist.

Variation
Die Übung kann auch im Sitzen erfolgen. Dazu mit gestreckter Wirbelsäule aufrecht sitzen und die Flankendehnung wie oben beschrieben machen. Diese Übung ist ideal als Ausgleich bei sitzenden Tätigkeiten bei leichter Vorbeuge (z. B. schreiben, tippen, handarbeiten usw.) (Abb. 3.24).

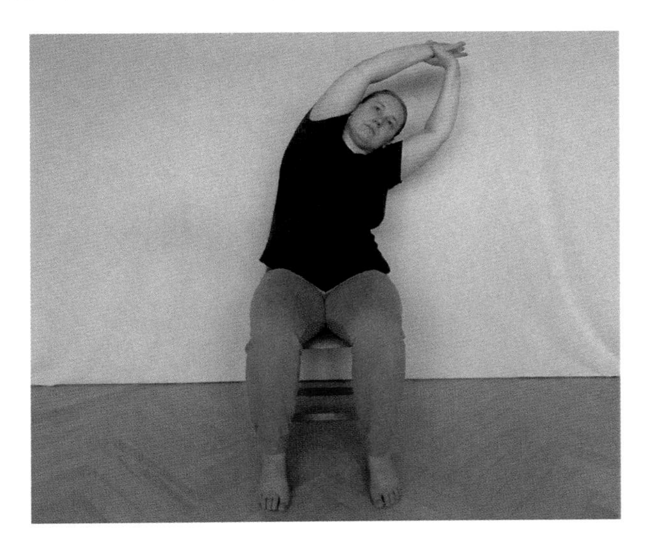

Abb. 3.24 Seitbeuge im Sitz

> **Fragen zur eigenen Anleitungspraxis:**
> - Fördert mein Übungsangebot Dehnung und Gelenkigkeit mehrgewichtiger Menschen?
> - Mache ich Ansagen zur Atmung, wenn ich diese Übungen anleite?
> - Wie sinnvoll und praktikabel halte ich die Zeit fürs Nachspüren?
> - Welche Erfahrungen mit Hilfsmitteln habe ich, wie zufrieden bin ich mit ihnen?

Literatur

Deutsche Gesellschaft für Entspannungsverfahren (DG-E) (2024) Essentials. https://dg-e.de/die-essentials/. Zugegriffen: August 2024

Spring H, Illi U, Kunz HR, Röthlin K, Schneider W, Tritschler T (2001) Dehn- und Kräftigungsgymnastik. Stretching und dynamische Kräftigung, 5. Aufl. Stuttgart, New York (Thieme)

4 Kraft schöpferisch verstehen – Kraftübungen und Übungsreihen

Zusammenfassung

Das 4. Kapitel behandelt die Themen:

- Es ist eine Fähigkeit, schonend mit der eignen Kraft umzugehen.
- Das schöpferische und erfinderische Potenzial von Kraft ist zu fördern.
- Hilfesuchenden ist die kraftraubende Wirkung von Scham und Schuldgefühle zu verdeutlichen.
- Das Journal als Hilfsmittel, um Kraftquellen und Kraftträuber zu entdecken.
- Vielfältige Kraftübungen für mehrgewichtige Menschen mit unterschiedlichen Voraussetzungen.

Kraft und Kraftübungen rufen oft Bilder von Gewichten und Fitnessgeräten hervor. Dieses Kapitel bleibt jedoch dem Grundsatz treu, den Aufwand möglichst gering zu halten und schlägt einen schonenden Umgang mit der Körperkraft vor. Es zeigt Übungen, die Kraft bewusst macht und weiter aufbaut, aber auch Krafträuber identifiziert. Dabei geht es nicht um die Kraft der Muskeln allein, sondern auch um die schöpferische und erfinderische Kraft. Im Kontext der Adipositastherapie heißt das, Patientinnen und Patienten dazu zu bewegen, weniger Energie in die Sorge um das ideale Gewicht zu stecken und lieber auf kreative Gedanken zur eigenen physischen und psychischen Stärkung zu lenken (vgl. Schorb 2024).

Ergänzende Information Die elektronische Version dieses Kapitels enthält Zusatzmaterial, auf das über folgenden Link zugegriffen werden kann
https://doi.org/10.1007/978-3-662-70101-0_4.

I. Kollak, *Übungen für Körper, Atmung und Entspannung bei Adipositas*,
https://doi.org/10.1007/978-3-662-70101-0_4

4.1 Die Ausgangssituation klären

Um sich der eigenen Fähigkeiten und Möglichkeiten, der eigenen Zufriedenheit mit Körper und Beweglichkeit bewusster zu werden, ist der Einsatz eines Journals hilfreich, das weiter unten im Text noch genauer beschrieben wird. Ziel ist, Patientinnen und Patienten mehr Sympathie zum eigenen Körper und den eigenen Fähigkeiten zu vermitteln. Es fragt sich, wie Hilfesuchende die Stärke ihrer Knochen, die Beweglichkeit ihrer Gelenke, das Aussehen usw. einschätzen? Auf psychisch-geistiger Ebene ist herauszufinden, wie zufrieden die Beobachtenden mit den Ergebnissen ihrer Betrachtung sind. Was macht ihnen Sorgen? Was möchten sie ändern? Wo stecken ihre Kräfte und Reserven? Wo lauern Krafträuber?

4.2 Scham und Schuldgefühle als große Krafträuber

Warum Körperbeobachtungen so wichtig sind, ist am Beispiel der Scham gut zu erklären. Denn Scham wird am eigenen Leib erlebt und geht einher mit Erröten, Schweißausbrüchen, Sprachlosigkeit, sich an einen anderen Ort wünschen usw. Scham löst ein Gefühle von Verletzung aus und macht starr, hilflos und handlungsunfähig. Die Autoren Christoph Demmerling und Hilge Landweer zeigen auf: „Scham passiviert leiblich spürbar mit Hinfälligkeit, Beugungs- und Unterwerfungsneigung". Das verdeutlichen sie im Kontrast zum Gefühl des Zorns. „Zorn aktiviert, mehr als Stolz, und zwar mit Durchsetzungs- und Dominanzanspruch" (Demmerling und Landweer 2007, S. 221).

Die beiden Autoren verweisen darauf, wie das Empfinden von Scham davon abhängt, wie stark ein Mensch sich „Standards, Ideale oder Normen zu eigen gemacht hat und sich durch sie gebunden fühlt". Menschen, die gefeierte Vorbilder gar nicht kennen oder als solche nicht anerkennen oder andere, die selbstbewusst in ihren Lebensformen leben, auch wenn sie nicht den Konventionen entsprechen, empfinden keine Scham. Das Autorenduo setzt interessanterweise mit einem Beispiel fort, das genau zum Thema dieses Buchs passt: „Wem Kleiderordnungen oder Körperideale egal sind, der wird sich bei den entsprechenden Verstößen auch nicht schämen" (Demmerling und Landweer 2007, S. 229).

Passivierende Schamgefühle und Schuldempfinden werden ausgelöst, wenn vorherrschende Ideale von Aussehen und Schönheit anerkannt und verinnerlicht werden. Wieviel Kraft Scham und Schuldgefühle fressen, ist eine entscheidende Frage, die individuell zu beantworten ist. Dieser Falle zu entkommen, ist eine individuelle, aber auch eine soziale Aufgabe. Über gewichtsneutrale Initiativen wie HAES, die auf Gesundheit und nicht auf Gewichtreduzierung konzentrieren wurde bereits verwiesen (s. Kap. 1). In diesem Kapitel geht es um ein Erkennen des eigenen Scham- und Schuldgefühls und dessen Ursachen (Abb. 4.1).

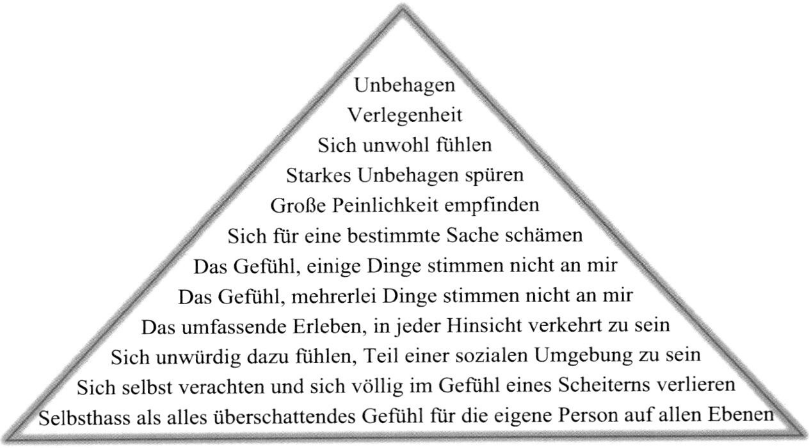

Unbehagen
Verlegenheit
Sich unwohl fühlen
Starkes Unbehagen spüren
Große Peinlichkeit empfinden
Sich für eine bestimmte Sache schämen
Das Gefühl, einige Dinge stimmen nicht an mir
Das Gefühl, mehrerlei Dinge stimmen nicht an mir
Das umfassende Erleben, in jeder Hinsicht verkehrt zu sein
Sich unwürdig dazu fühlen, Teil einer sozialen Umgebung zu sein
Sich selbst verachten und sich völlig im Gefühl eines Scheiterns verlieren
Selbsthass als alles überschattendes Gefühl für die eigene Person auf allen Ebenen

Abb. 4.1 Scham-Pyramide. (Eigene Formulierung und Darstellung nach Sand I 2023, S. 16)

Die philosophischen Überlegungen zum Schamgefühl, was es auslöst und wie es sich auswirkt, können durch Befragungen empirisch gestützt werden. So konnte eine kanadische Gruppe von Forscherinnen nachweisen, dass Körperscham bei heranwachsenden Mädchen körperliche Betätigung beeinflusst. „Insbesondere war das Erleben von Körperscham mit einer berichteten geringeren Beteiligung an körperlicher Aktivität verbunden" (Pila et al. 2021, S. 276). Eine weitere Studie australischer und britischer Forscherinnen untersuchte die Beziehung zwischen Körpergewichtsscham, Selbstkritik und psychischer Gesundheit von Personen mit unterschiedlichem Körpergewicht. 1695 Personen nahmen an den Online-Befragungen teil. Die Fragestellung war, ob es einen Unterschied gibt zwischen gemessenem Körpergewicht und sozialer Stellung, zu Angst- und Depressionssymptomen und wahrgenommenem Körpergewichts sowie sozialer Stellung zu Angst- und Depressionssymptomen. Es zeigte sich, dass befragte Personen in höheren BMI-Bereichen sich stärker an der eigenen Wahrnehmung von Körpergewicht und sozialer Stellung orientierten, stärkere Selbstkritik äußerten und eine signifikant höhere Neigung zu Angst- und Depressionssymptome zeigten (Carter et al. 2022).

Die psychologische Empfehlung im Umgang mit Menschen, die Körperscham empfinden ist, „Körperscham zu diagnostizieren und gezielt dagegen vorzugehen, Aspekte eines positiven Körperbildes zu fördern und Strategien zur Entwicklung von Selbstmitgefühl zu lehren" (Mills et al. 2022).

4.3 Das Journal oder Tagebuch

Ein Journal, das Auskunft über Kraft und Reserven einer Patientin oder eines Patienten gibt und erkennen hilft, wo Schuldgefühle und Kraftfresser lauern, ist hilfreich. Damit die Tagebuchschreibenden verwertbare Beobachtungen machen, sind Fragen auf unterschiedlichen Beobachtungsebenen anzubieten.

Beim Schreiben sollen die Beobachtenden darauf achten, zwischen dem was sie tun oder was passiert (objektiver Ablauf) und dem was sie dabei fühlen und denken (subjektives Erleben) zu unterscheiden. Darum sollte das Journal zwei Spalten haben. Hierzu ein Beispiel, wie Fragen zum Ablauf eines Morgens aussehen könnten. Bei den zusammenfassenden Fragen am Ende wird auch noch das Journal auf seinen Nutzen für die konkrete Person hinterfragt.

Datum …	
Was ich mache und was passiert (Objektiver Ablauf)	Was ich dabei fühle und denke (Subjektive Wahrnehmung)
Stehe ich gleich auf? Bleibe ich noch liegen?	Wie fühle ich mich beim Wachwerden? Tut mir etwas weh? Was strengt mich an? Was macht mir Spaß? Was ärgert mich gleich schon am Morgen? Welche Gedanken gehen mir durch den Kopf? Habe ich ein Gefühl des Zeitdrucks?
Was esse ich an diesem Morgen? Wie lange dauert die Zubereitung? Esse ich allein oder mit anderen? Wie esse ich: sitzend/stehend …? Lese ich beim Essen? Sehe ich dabei fern? Unterhalte ich mich dabei?	Freue ich mich aufs Frühstück? Beginnt mein schlechtes Gewissen mit dem ersten Bissen? Fühle ich Zeitnot? Was geht mir heute beim Frühstücken durch den Kopf? Bin ich zufrieden mit meinem Frühstück? Fühle ich mich wohl, wenn ich das Frühstück beendet habe? Merke ich meine Gefühle und Gedanken nur, wenn ich sie fürs Journal aufschreibe?
Wieviel Zeit verbringe ich im Bad? Klüngele ich? Habe ich feste Routinen? Muss ich auf ein freies Bad warten oder kann ich gleich ins Bad?	Liebe ich es, im Bad zu sein? Genieße ich die Zeit allein mit mir? Werde ich genervt, weil andere schon ins Bad wollen? Bin ich meistens genervt, weil ich nicht genug Zeit habe?
Bin ich allein unterwegs oder mit andern? Bin ich immer auf gleichem Weg und auf gleiche Art unterwegs? Variiere ich die Strecke? Benutze ich unterschiedliche Arten der Fortbewegung? Bin ich pünktlich? Komme ich zu spät?	Wie erlebe ich den Weg? Stressig/entspannt/ als verlorene Zeit usw.? Bin ich heute Zeitnot? Kann ich meine freie Zeit genießen?

Zusammenfassend:	Bin ich zufrieden mit meiner Morgenroutine? Was würde ich gerne ändern? Was liegt außerhalb meiner Einflussmöglichkeit? Ich habe neue Eindrücke von meiner Morgenroutine, nachdem sie beschrieben und reflektiert habe?

Die Beobachtungen genauso wie die möglichen Verhaltens- und Einstellungsänderungen sind vielfältig. Daran können sich Fragen anschließen, wie zufrieden die Hilfesuchenden, mit ihren täglichen Gewohnheiten sind, um Wege und Aufgaben zu meistern und was sie gerne ändern würden oder welche Bedingungen am Arbeitsplatz sich auch ändern lassen.

Im Zusammenhang mit den folgenden Kraftübungen besteht die Aufgabe für die therapierende, anleitende und beratende Person darin, individuelle Körperreaktionen und die damit verbundenen Gedanken und Gefühle bewusst zu machen. Um dieser anspruchsvollen Aufgabe besser nachkommen zu können, werden Übungen und deren Variation sowie mehrere, aneinandergereihte Übungen (Übungsabfolgen) gezeigt, die unterschiedliche körperliche Konstitutionen berücksichtigen. Ebenso werden Pausen während und nach den Übungen ausgewiesen, die wichtig sind, um Veränderungen auf unterschiedlichen Ebenen wahrnehmbar zu machen.

4.4 Kraftübungen und Übungsreihen

Das folgende Kapitel beschreibt und zeigt Übungen zur Kräftigung. Den Beginn machen Einzelübungen im Stand, die vom Kopf bis zu den Füßen organisiert sind. Im zweiten Teil geht es dann um Übungsabfolgen. Hierbei werden mehrere Übungen – teils schon beschriebene, teils neue – kombiniert werden. Dabei wechseln Haltungen im Stand mit Umkehrhaltungen und Vorbeugen auf der Matte.

Eine Übersicht der Übungen dieses Kapitels:

Einzelübungen	Übungsabfolgen
4.4.1 Arme beugen und auf Schulterhöhe öffnen und schließen 4.4.2 Oberkörper vorbeugen und Arme strecken 4.4.3 Den Rücken gegen eine Wand lehnen und halten 4.4.4 Kämpferin 1 4.4.5 Kämpferin 2 4.4.6 Sternenguckerin und Variation	4.4.7 Ein vedischer Sonnengruß 4.4.8 Wirbelsäulendehnung in drei Haltungen 4.4.9 Aktivierende Übungsreihe im Stand

Alle Schritt-für-Schritt-Anleitungen der Übungen stehen unter https://doi.org/10.1007/978-3-662-70101-0_4 unter der Überschrift „Elektronisches Zusatzmaterial“ zum kostenlosen Download zur Verfügung.

4.4.1 Arme beugen und auf Schulterhöhe öffnen und schließen

Die erste Kräftigungsübung richtet sich auf die Schulter- und Armmuskeln sowie die Brust- und Zwischenrippenmuskulatur. Sie mobilisiert die Schultergelenke und die Gelenke der Hals- und Brustwirbelsäule.

Zu beachten
Die Oberarme bei Öffnen und Schließen auf Schulterhöhe halten. Dabei die Schultern entspannen und nicht in Richtung der Ohren hochziehen.

Fragen zu möglichen Hilfsmittel
Ist es hilfreich, die Übung nah vor einer Wand stehend zu machen, um die Wirbelsäule gestreckt zu halten und die hinzugewonnene Dehnfähigkeit der Brust- und Armmuskulatur besser wahrnehmbar zu machen?

Die Übung Schritt für Schritt
- Bequem und aufrecht mit leicht gebeugten Knien stehen. Die Füße hüftgelenksweit voneinander entfernt, parallel zueinander und mit festem Kontakt zum Boden aufstellen. Die Wirbelsäule vom Steißbein bis zum Nacken strecken, Kinn leicht absenken, Schultern entspannen, Arme und Hände locker neben dem Körper hängen lassen. Augen und Gesicht entspannen, die Zunge vom Gaumen lösen.
- Mit einer gleichmäßigen und vollständigen Einatmung durch die Nase die Arme auf Schulterniveau anheben und beugen. Schultern entspannt lassen und die Finger zur Decke strecken (Abb. 4.2).

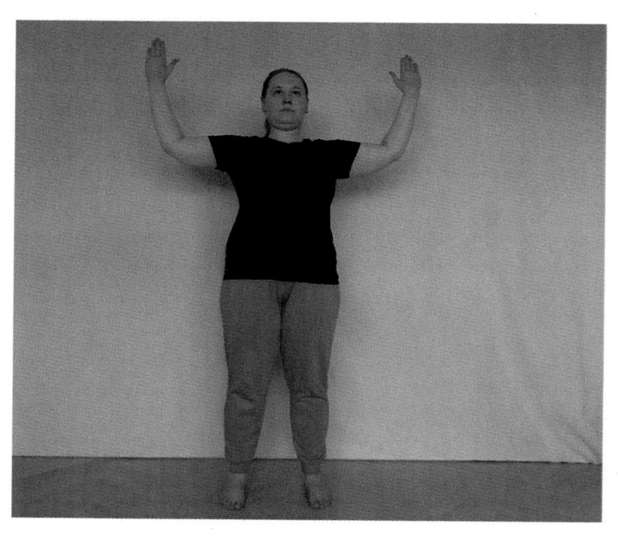

Abb. 4.2 Arme beugen und auf Schulterhöhe öffnen und schließen 1

- Mit einer gleichmäßigen und vollständigen Ausatmung durch die Nase die Arme auf Schulterhöhe entlang der Unterarme zusammenbringen (Abb. 4.3).

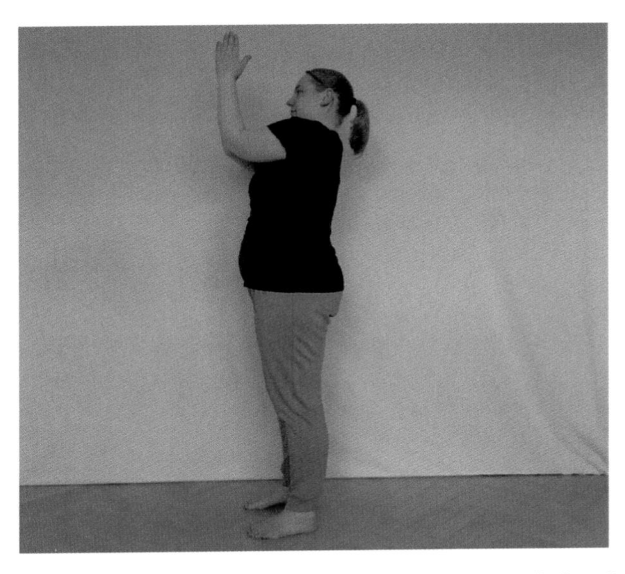

Abb. 4.3 Arme beugen und auf Schulterhöhe öffnen und schließen 2

- Mit einer gleichmäßigen und vollständigen Einatmung durch die Nase die Arme wieder auf Schulterniveau öffnen.
- Mit einer gleichmäßigen und vollständigen Ausatmung durch die Nase die Arme auf Schulterhöhe entlang der Unterarme wieder zusammenbringen.
- Bei gleichmäßiger und vollständiger Atmung durch die Nase die Übung eine Weile lang wiederholen.
- Zuletzt in die Ausgangshaltung kommen und die Wirkungen der Übung wahrnehmen. Die Augen schließen, wenn es angenehm ist.

4.4.2 Oberkörper vorbeugen und Arme strecken

Diese Übung kräftigt sowohl die Rückenmuskulatur, die Schulter- und Armmuskeln als auch die Becken- und Oberschenkelmuskeln. Sie mobilisiert die Hüftgelenke gleichzeitig mit den Gelenken der Schultern und der Wirbelsäule.

Zu beachten

Die Vorbeuge aus dem Becken heraus machen. Das heißt, Oberkörper ebenso wie das Becken beugen sich nach vorn. Die Oberarme in der Vorbeuge auf Schulterhöhe halten und den Nacken strecken, sodass der Blick zum Boden geht.

Die Übung Schritt für Schritt

- Bequem und aufrecht mit leicht gebeugten Knien stehen. Die Füße mehr als hüftgelenksweit voneinander entfernt, parallel zueinander und mit festem Kontakt zum Boden aufstellen. Die Wirbelsäule vom Steißbein bis zum Nacken strecken, Kinn leicht absenken, Schultern entspannen, Arme und Hände locker neben dem Körper hängen lassen. Augen und Gesicht entspannen, die Zunge vom Gaumen lösen.
- Mit einer gleichmäßigen und vollständigen Einatmung durch die Nase die Wirbelsäule nochmals vom Steißbein bis zum Nacken strecken.
- Mit einer gleichmäßigen und vollständigen Ausatmung durch die Nase aus dem Hüftgelenk heraus nach vorn beugen und die Arme auf Schulterhöhe zu den Seiten strecken (Abb. 4.4).

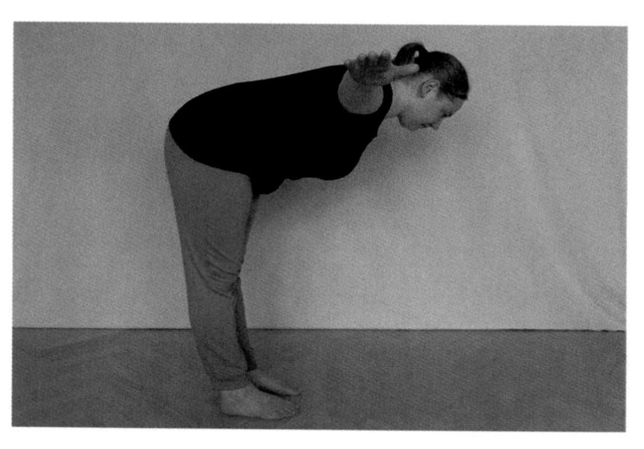

Abb. 4.4 Oberkörper vorbeugen und Arme strecken

- Mit einer gleichmäßigen und vollständigen Einatmung durch die Nase die Wirbelsäule nochmals vom Steißbein bis zum Nacken und die Arme auf Schulterniveau bis in die Fingerspitzen hinein strecken.
- Bei gleichmäßiger und vollständiger Atmung durch die Nase eine Weile lang in der Haltung bleiben.
- Zuletzt in die Ausgangshaltung kommen und die Wirkungen der Übung wahrnehmen. Die Augen schließen, wenn es angenehm ist.

4.4.3 Den Rücken gegen eine Wand lehnen und halten

Diese Übung kräftigt die Oberschenkel und sorgt dabei gleichzeitig für eine aufrechte Haltung von Becken und Oberkörper. Die Übung fällt zu Beginn möglicherweise schwer, weil die Oberschenkel noch nicht genug Muskelkraft besitzen. Darum langsam die Muskeln stärken und nach und nach die Übungsdauer erhöhen.

Zu beachten
Um die Kniegelenke zu schonen, ist die Haltung der Ober- und Unterschenkel in einem rechten Winkel wichtig. Knie- und Fußgelenk in einer Linie übereinander aufstellen. Der angelehnte Körper ist so weit abzusenken, bis die Oberschenkel zum Körper in einem rechten Winkel sind.

Die Übung Schritt für Schritt

- Bequem und aufrecht mit leicht gebeugten Knien rückwärts vor eine Wand stellen. Die Füße hüftgelenksweit voneinander entfernt, parallel zueinander und mit festem Kontakt zum Boden aufstellen. Die Wirbelsäule vom Steißbein bis zum Nacken strecken, Kinn leicht absenken, Schultern entspannen, Arme und Hände locker neben dem Körper hängen lassen. Augen und Gesicht entspannen, die Zunge vom Gaumen lösen.
- Auf Länge der ganzen Wirbelsäule gegen die Wand lehnen und Schritt für Schritt die Füße nach vorn bewegen. Die Vorwärtsbewegung der Füße mit dem Absinken des Körpers entlang der Wand koordinieren, bis die Knie- und Hüftgelenke jeweils in einem rechten Winkel stehen. Darauf achten, die Knie- und Fußgelenke in einer Linie übereinander auszurichten und die Wirbelsäule gestreckt zu halten. Sowohl die Lendenwirbelsäule als auch die Schultern und der Kopf haben Kontakt mit der Wand. Schultern entspannen und Arme auf den Oberschenkeln ablegen (Abb. 4.5).

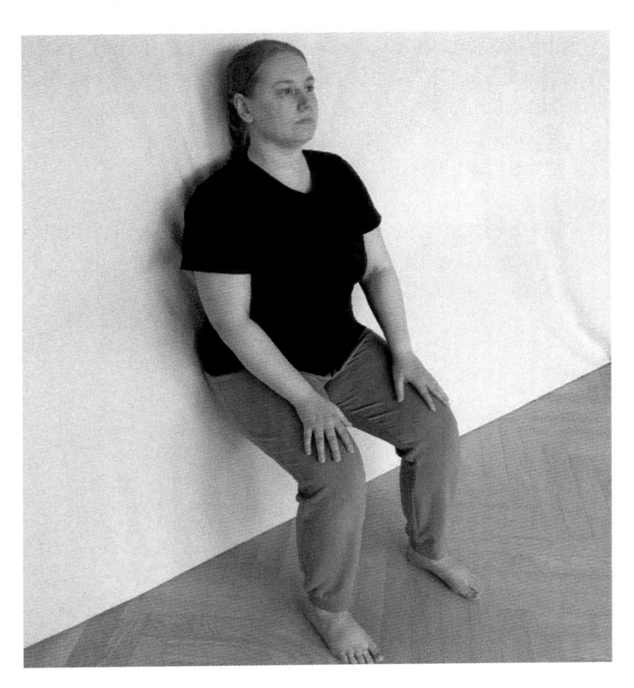

Abb. 4.5 Den Rücken gegen eine Wand lehnen und halten

- Bei gleichmäßiger und vollständiger Atmung durch die Nase eine Weile lang in der Haltung bleiben.
- Zuletzt in die Ausgangshaltung kommen und die Wirkungen der Übung wahrnehmen. Die Augen schließen, wenn es angenehm ist.

4.4.4 Kämpferin 1

Diese Übung kräftigt die Schulter- und Arm- sowie die Hüft- und Beinmuskeln. Sie lenkt die Aufmerksamkeit auf eine aufrechte Haltung des Beckens und des Oberkörpers und dehnt die Brust- und Schultermuskulatur.

Zu beachten
Für eine gleichmäßige Belastung und Schonung der Gelenke steht das gebeugte Knie in einer Linie mit dem Fußgelenk.

Fragen zu möglichen Hilfsmitteln
Fällt es der übenden Person leichter, das Gleichgewicht zu halten, wenn sie ohne Matte direkt auf dem Boden übt?

Die Übung Schritt für Schritt
- Bequem und aufrecht mit leicht gebeugten Knien stehen. Die Füße hüftgelenksweit voneinander entfernt, parallel zueinander und mit festem Kontakt zum Boden aufstellen. Die Wirbelsäule vom Steißbein bis zum Nacken strecken, Kinn leicht absenken, Schultern entspannen, Arme und Hände locker neben dem Körper hängen lassen. Augen und Gesicht entspannen, die Zunge vom Gaumen lösen.
- In Schrittstellung gehen. Einen Fuß eine Beinlänge entfern nach vorn aufstellen. Die Füße bleiben parallel zueinander ausgerichtet und hüftgelenksweit voneinander entfernt (die Füße stehen nicht hintereinander). Die Hände sind vor der Brust gefaltet (Abb. 4.6).

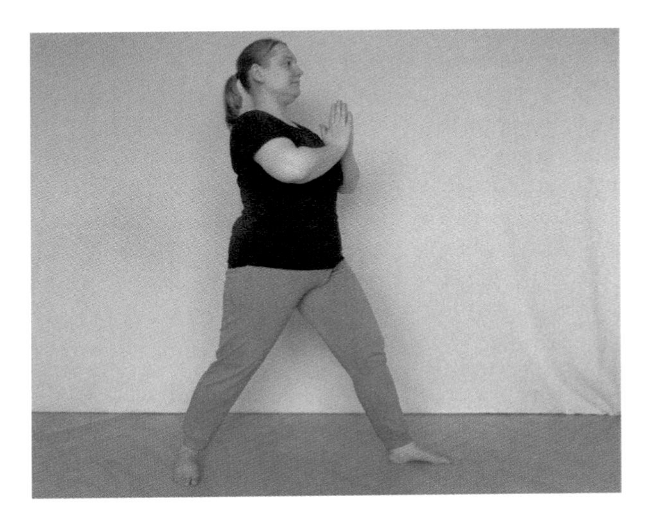

Abb. 4.6 Kämpferin 1, 1

- Mit einer gleichmäßigen und vollständigen Einatmung durch die Nase das vordere Knie beugen und beide Arme öffnen, die Handinnenflächen zeigen nach vorn (Abb. 4.7).

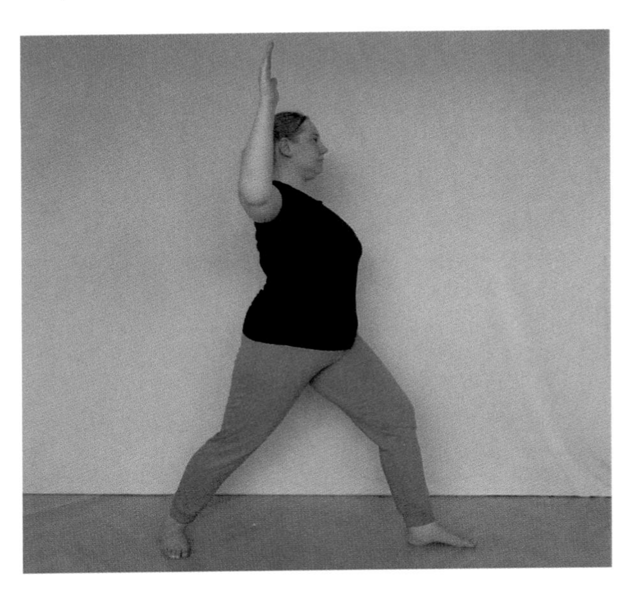

Abb. 4.7 Kämpferin 1, 2

- Mit einer gleichmäßigen und vollständigen Ausatmung durch die Nase die Arme wieder vor dem Brustbein falten und das vordere Bein strecken.

- Bei gleichmäßiger und vollständiger Atmung durch die Nase die Übung eine Weile lang mit demselben Bein wiederholen.
- Bevor die Übung mit dem anderen Bein nach vorn fortgesetzt wird, zunächst in der Ausgangshaltung bleiben.
- In einer kurzen Pause nachspüren und sich Unterschiede in der Wahrnehmung der linken und rechten Schulter, des linken und rechten Arms und des linken und rechten Beins bewusst machen.
- Anschließend die Übung fortsetzen und das andere Bein nach vorn stellen.
- Zuletzt in die Ausgangshaltung kommen und die Wirkungen der Übung wahrnehmen. Die Augen schließen, wenn es angenehm ist.

4.4.5 Kämpferin 2

Es gibt drei Haltungen der Kämpferin, die auf unterschiedliche Weise die Schulter- und Arm sowie die Hüft- und Beinmuskeln stärken. Im Gegensatz zur Kämpferin 1 ist das Becken in folgender Übung zur Seite ausgerichtet.

Diese Übung kann mit einem Augentraining kombiniert werden. Bei der Beschreibung Schritt für Schritt wird darauf verwiesen.

Zu beachten
Das Becken zur Seite ausrichten und nur den Oberkörper drehen. Das gebeugte Knie ist in einer Linie mit dem Fußgelenk ausgerichtet. Den hinteren, gestreckten Arm auf Schulterhöhe halten (sinkt leicht etwas ab).

Die Übung Schritt für Schritt

- Bequem und aufrecht mit leicht gebeugten Knien stehen. Die Füße hüftgelenksweit voneinander entfernt, parallel zueinander und mit festem Kontakt zum Boden aufstellen. Die Wirbelsäule vom Steißbein bis zum Nacken strecken, Kinn leicht absenken, Schultern entspannen, Arme und Hände locker neben dem Körper hängen lassen. Augen und Gesicht entspannen, die Zunge vom Gaumen lösen.
- In die Grätsche gehen, und die Füße eine Beinlänge voneinander entfernt aufstellen. Einen Fuß nach außen drehen (die Zehen zeigen vom Körper weg). Für eine gleichmäßige Belastung der Knie- und Fußgelenke ist es ideal, wenn die Ferse des nach außen gedrehten Fußes auf Höhe die Mitte des anderen Fußes ist (die Ferse zeigt zum Mittelgewölbe des anderen Fußes).
- Das Körpergewicht gleichmäßig auf beiden Fußsohlen verteilen.
- Mit einer gleichmäßigen und vollständigen Einatmung durch die Nase die Wirbelsäule erneut strecken, das Becken aufrichten und die Arme auf Schulterniveau anheben. Beide Arme auf Schulterniveau halten und bis in die Fingerspitzen hinein strecken.
- Mit einer gleichmäßigen und vollständigen Ausatmung durch die Nase ein Knie beugen. Fuß- und Kniegelenk in einer Linie übereinander halten.

- Mit einer gleichmäßigen und vollständigen Einatmung durch die Nase noch einmal den Rücken strecken und den Kopf in Richtung des gebeugten Knies drehen (Abb. 4.8).

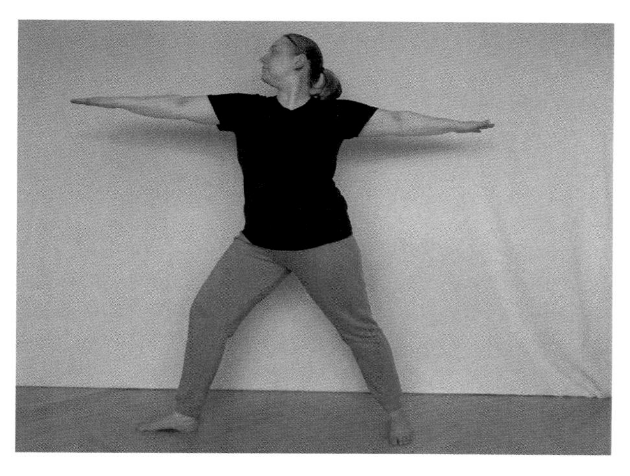

Abb. 4.8 Kämpferin 2

- Bei gleichmäßiger und vollständiger Atmung durch die Nase eine Weile lang in der Haltung bleiben. An dieser Stelle kann eine Augenübung gemacht werden. Dazu zuerst auf die Nase, dann auf die Hand und weiter in die Ferne schauen und wieder in gleichen Etappen zurück.
- Mit einer gleichmäßigen und vollständigen Einatmung durch die Nase das gebeugte Knie wieder strecken und den Kopf zurück in die Mitte drehen.
- Mit einer gleichmäßigen und vollständigen Ausatmung durch die Nase die Arme senken, Schultern und Arme locker lassen.
- Bevor die Übung zur anderen Seite fortgesetzt wird, zunächst in der Schrittstellungen bleiben.
- In einer kurzen Pause nachspüren und sich Unterschiede in der Wahrnehmung der linken und rechten Schulter, des linken und rechten Arms und des linken und rechten Knies bewusst machen.
- Anschließend die Übung zur anderen Seite fortsetzen
- Zuletzt in die Ausgangshaltung kommen und die Wirkungen der Übung wahrnehmen. Die Augen schließen, wenn es angenehm ist.

4.4.6 Sternenguckerin

Die im Folgenden beschriebene Rückbeuge gleicht die im Alltag vorherrschende Vorbeuge aus. Die Gelenke der Wirbelsäule sowie des Schultergürtels und der oberen Extremitäten werden mobilisiert bei gleichzeitiger Dehnung der Brust-,

Rücken- und Armmuskulatur. Die Schrittstellung mobilisiert Hüft-, Knie- und Fußgelenke und dehnt die Rückseite des jeweils hinteren Standbeins.

Die Übung kann mit einer Augenübung kombiniert werden. Dazu erfolgt ein Hinweis in der folgenden Beschreibung.

Zu beachten
Bei der Schrittstellung die Füße hüftgelenksweit voneinander entfernt aufstellen (nicht voreinander). Die Ferse des hinteren Beins am Boden lassen. Bei großer Mobilität der Schultergelenke und hoher Dehnfähigkeit der Schulter- und Armmuskulatur können die Hände hinter dem Rücken gefaltet werden.

Die Übung Schritt für Schritt

- Bequem und aufrecht mit leicht gebeugten Knien stehen. Die Füße hüftgelenksweit voneinander entfernt, parallel zueinander und mit festem Kontakt zum Boden aufstellen. Die Wirbelsäule vom Steißbein bis zum Nacken strecken, Kinn leicht absenken, Schultern entspannen, Arme und Hände locker neben dem Körper hängen lassen. Augen und Gesicht entspannen, die Zunge vom Gaumen lösen.
- In Schrittstellung gehen. Einen Fuß eine Beinlänge entfern nach vorn aufstellen. Die Füße bleiben parallel zueinander ausgerichtet und hüftgelenksweit voneinander entfernt (die Füße stehen nicht hintereinander).
- Mit einer gleichmäßigen und vollständigen Einatmung durch die Nase die ganze Wirbelsäule strecken.
- Mit einer gleichmäßigen und vollständigen Ausatmung durch die Nase zurückbeugen und die Arme hinter dem Rücken verschränken. Die Augen schauen in Richtung Zimmerdecke (Abb. 4.9).

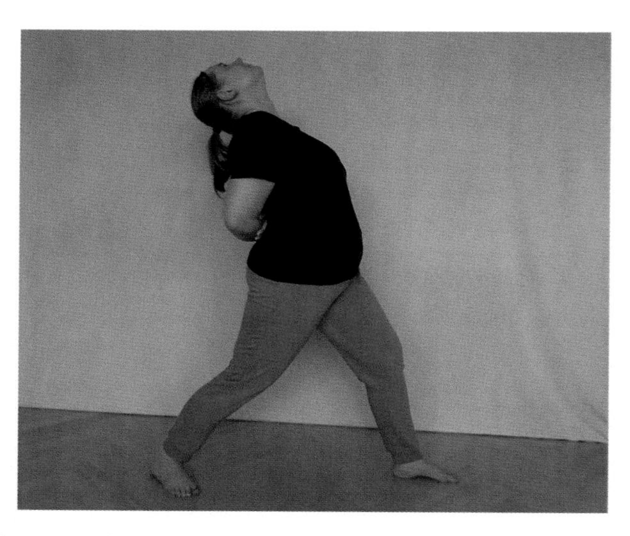

Abb. 4.9 Sternenguckerin

- Bei gleichmäßiger und vollständiger Atmung durch die Nase eine Weile lang in der Haltung bleiben.
- Mit einer gleichmäßigen und vollständigen Einatmung durch die Nase das vordere Bein zurückstellen und zurück in die Ausgangshaltung kommen.
- Bevor die Übung mit dem anderen Bein nach vorn fortgesetzt wird, zunächst in der Ausgangshaltung bleiben.
- In einer kurzen Pause nachspüren und sich Unterschiede in der Wahrnehmung der linken und rechten Schulter, des linken und rechten Arms und des linken und rechten Knies bewusst machen.
- Anschließend die Übung mit dem anderen Bein nach vorn fortsetzen.
- Zuletzt in die Ausgangshaltung kommen und die Wirkungen der Übung wahrnehmen. Die Augen schließen, wenn es angenehm ist.

Übungsabfolgen

Bei dem Wort Übungsabfolge kommt schnell der Gedanke an den Sonnengruß auf. Der besteht aus mehreren, ineinander übergehenden Übungen. Vom Sonnengruß finden sich im Internet viele Variationen. Diesen Sonnengrüßen soll keine weitere Variation hinzugefügt werden. Stattdessen wird an dieser Stelle ein weniger bekannter Sonnengruß vorgestellt, nämlich eine Variation des vedischen Sonnengrußes. Darauf folgt eine Wirbelsäulendehnung in drei Haltungen. Diese Abfolge wird auch als kleiner Sonnengruß bezeichnet. Die dritte Übungsreihe besteht aus eine Kombination schon im Buch gezeigter und neuer Übungen, die von Patientinnen und Patienten auch leicht allein und zwischendurch gemacht werden kann.

Vorab noch der Hinweis, dass viele der neueren Yogatraditionen bekannte Yogaübungen mit fließenden Übergängen lehren. Beispiele dafür sind: Flow-Yoga, Vinyasa-Yoga oder Tri-Yoga.

4.4.7 Vedischer Sonnengruß

Diese Übung ist auch ein Gruß an die Sonne, besteht aber aus Standhaltungen. Der Gruß eröffnet in der aufrechten Haltung Standhaltung, die zuerst durch Armbewegungen variiert wird und dann durch Beinbewegungen. Es wird zunehmend mehr Kraft und Balance erforderlich, weil die auszuführenden Streckungen und Beugungen der Wirbelsäule, der Arme und Beine immer komplexer werden. Die Atmung führt und trägt alle Bewegungen.

Zu beachten

Dazu anleiten, dass die übende Person (die übenden Personen)im eigenen Tempo bleiben kann. Das Tempo stimmt, wenn der Atem kraftvoll bleibt und die möglichst genauen Bewegungen trägt. Kurzatmigkeit oder ungenaue Bewegungen bringen keinen Nutzen. Es bietet sich an, jeden Schritt einzeln üben zu lassen, bis die Haltungen vertraut sind und genug Kraft in den Armen und Beinen vorhanden ist.

Yoga ist Bhoga (Genuss, Freude).

Die Übung Schritt für Schritt

- Bequem und aufrecht mit leicht gebeugten Knien stehen. Die Füße hüftgelenksweit voneinander entfernt, parallel zueinander und mit festem Kontakt zum Boden aufstellen. Die Wirbelsäule vom Steißbein bis zum Nacken strecken, Kinn leicht absenken, Schultern entspannen, Arme und Hände locker neben dem Körper hängen lassen. Augen und Gesicht entspannen, die Zunge vom Gaumen lösen.
  1. Schritt
- Mit einer gleichmäßigen und vollständigen Einatmung durch die Nase die Arme zu beiden Seiten öffnen. (In der Vorstellung bspw. erfreut auf einen netten Menschen zugehen.) Der Blick ist nach vorn gerichtet (Abb. 4.10).

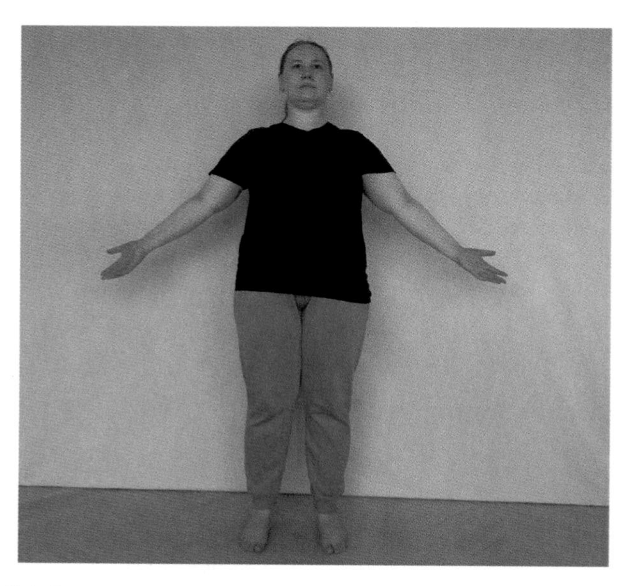

Abb. 4.10 Schritt 1 des vedischen Sonnengrußes

- Mit einer gleichmäßigen und vollständigen Ausatmung durch die Nase die Arme zurück in die Ausgangsstellung bringen.
- Bei gleichmäßiger und vollständiger Atmung durch die Nase diese vom Atem geführte Bewegung dreimal wiederholen.
  2. Schritt
- Mit einer gleichmäßigen und vollständigen Einatmung durch die Nase die Arme zu beiden Seiten öffnen und dann vor der Brust falten. Der Blick ist nach vorn gerichtet (Abb. 4.11).

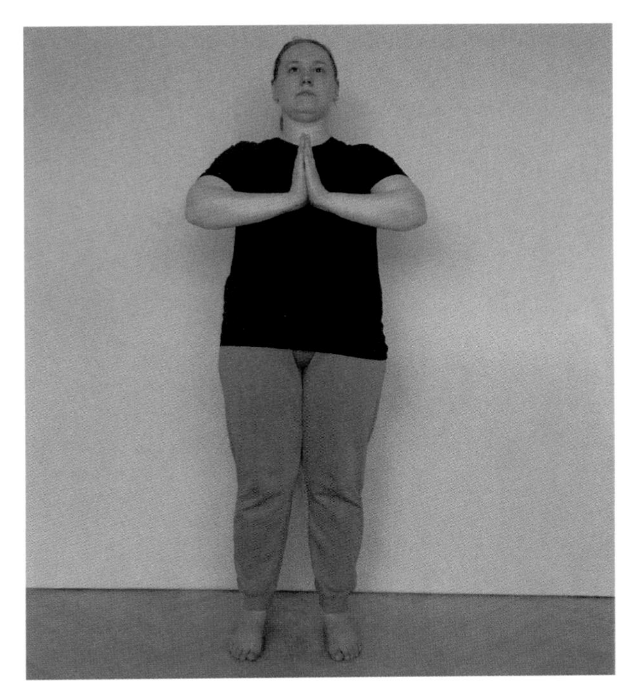

Abb. 4.11 Schritt 2 des vedischen Sonnengrußes

- Mit einer gleichmäßigen und vollständigen Ausatmung durch die Nase die Hände zur Seite öffnen und die Arme zurück in die Ausgangsstellung bringen.
- Bei gleichmäßiger und vollständiger Atmung durch die Nase diese vom Atem geführte Bewegung dreimal wiederholen.
  3. Schritt
- Mit einer gleichmäßigen und vollständigen Einatmung durch die Nase die Arme zu beiden Seiten öffnen, die Hände vor der Brust falten und dann die Arme vor dem Körper bis über den Kopf strecken. Der Blick ist nach vorn gerichtet (Abb. 4.12).

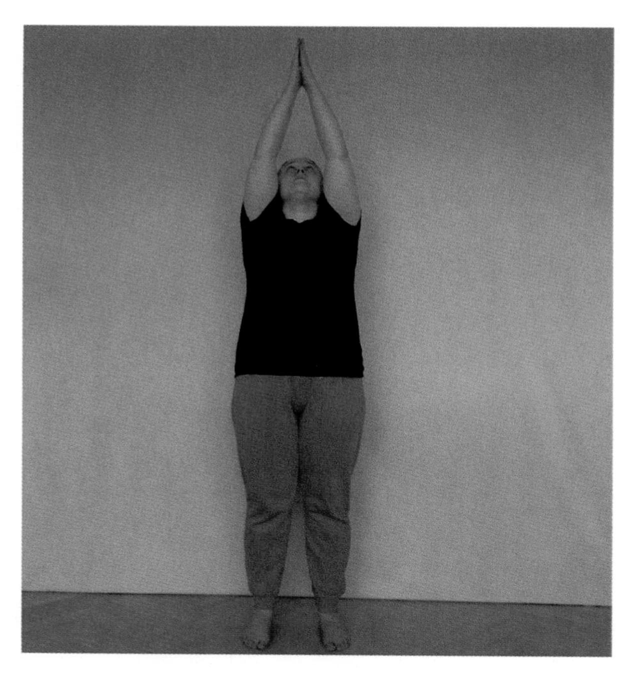

Abb. 4.12 Schritt 3 des vedischen Sonnengrußes

- Mit einer gleichmäßigen und vollständigen Ausatmung durch die Nase die Arme vor dem Körper senken, bis die Hände auf Brusthöhe sind, die Hände zu beiden Seiten öffnen und die Arme zurück in die Ausgangsstellung bringen.
- Bei gleichmäßiger und vollständiger Atmung durch die Nase diese vom Atem geführte Bewegung dreimal wiederholen.

  4. Schritt
- Mit einer gleichmäßigen und vollständigen Einatmung durch die Nase die Arme zu beiden Seiten öffnen, die Hände vor der Brust falten und die Arme vor dem Körper über den Kopf strecken und dabei die Fersen anheben und in Rückbeuge gehen. Der Blick geht zu den Händen (Abb. 4.13).

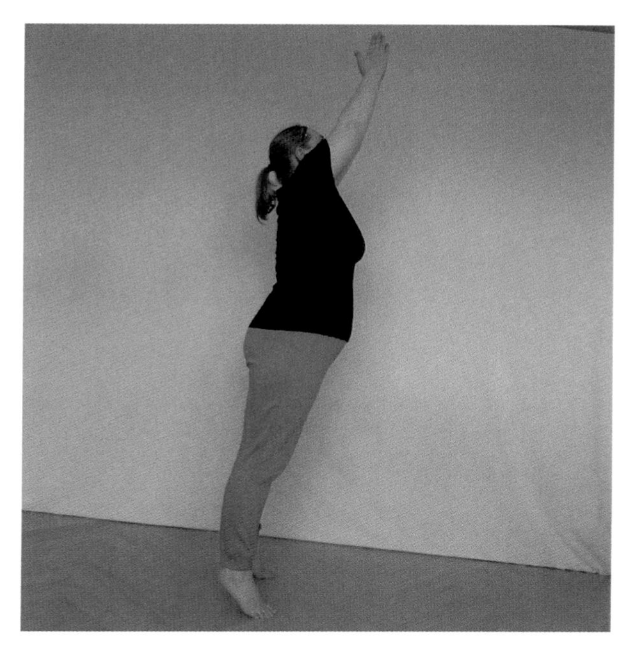

Abb. 4.13 Schritt 4 des vedischen Sonnengrußes

- Mit einer gleichmäßigen und vollständigen Ausatmung durch die Nase die Arme über die Seiten öffnen und senken und dabei auf die Fußsohlen zurückkommen, Kopf aufrichten, die Hände auf Brusthöhe falten, dann zu beiden Seiten öffnen und die Arme zurück in die Ausgangsstellung bringen.
- Bei gleichmäßiger und vollständiger Atmung durch die Nase diese vom Atem geführte Bewegung dreimal wiederholen.

  5. Schritt
- Mit einer gleichmäßigen und vollständigen Einatmung durch die Nase die Arme zu beiden Seiten öffnen, die Hände vor der Brust falten und die Arme vor dem Körper über den Kopf strecken und dabei die Fersen anheben und in Rückbeuge gehen. Der Blick geht zu den Händen (Abb. 4.14).

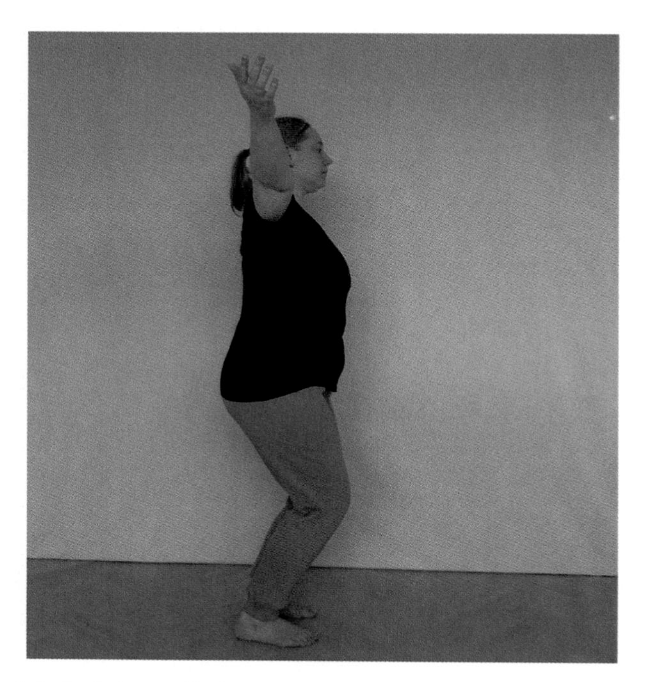

Abb. 4.14 Schritt 5 des vedischen Sonnengrußes

- Mit einer gleichmäßigen und vollständigen Ausatmung durch die Nase die Arme über die Seiten öffnen und senken und dabei auf die Fußsohlen zurückkommen und in die halbe Hocke gehen, den Nacken strecken, die Hände auf Brusthöhe falten, dann die Beine wieder strecken und in aufgerichteter Haltung die Hände zu beiden Seiten öffnen und die Arme zurück in die Ausgangsstellung bringen.
- Bei gleichmäßiger und vollständiger Atmung durch die Nase diese vom Atem geführte Bewegung dreimal wiederholen.
  6. Schritt
- Mit einer gleichmäßigen und vollständigen Einatmung durch die Nase die Arme zu beiden Seiten öffnen, die Hände vor der Brust falten und die Arme vor dem Körper über den Kopf strecken und dabei die Fersen anheben und in Rückbeuge gehen. Der Blick geht zu den Händen.
- Mit einer gleichmäßigen und vollständigen Ausatmung durch die Nase die Arme über die Seiten öffnen und senken und dabei auf die Fußsohlen zurückkommen und in die ganze Hocke gehen (Abb. 4.15).

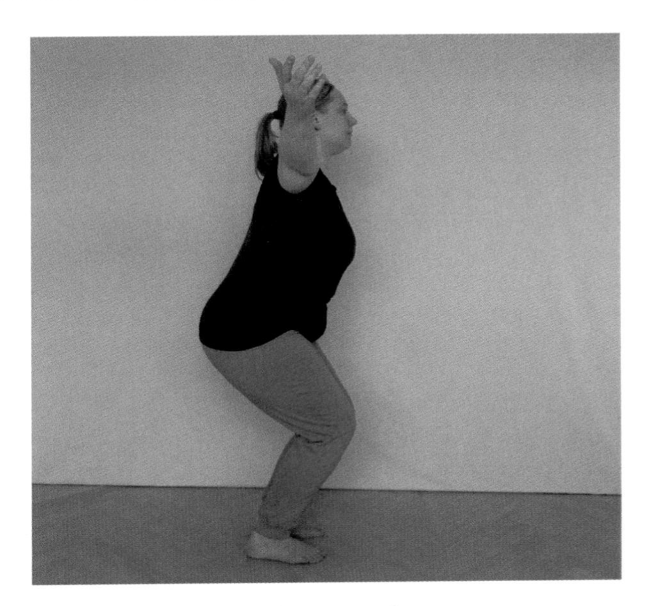

Abb. 4.15 Schritt 6 des vedischen Sonnengrußes

- Den Nacken strecken, die Hände auf Brusthöhe falten, dann die Beine wieder strecken und in aufgerichteter Haltung die Hände zu beiden Seiten öffnen und die Arme zurück in die Ausgangsstellung bringen.
- Bei gleichmäßiger und vollständiger Atmung durch die Nase diese vom Atem geführte Bewegung dreimal wiederholen.
- Zuletzt in die Ausgangshaltung kommen und die Wirkungen der Übung wahrnehmen. Die Augen schließen, wenn es angenehm ist.

4.4.8 Wirbelsäulendehnung in drei Haltungen

Die nächste Übungsabfolge bringt den ganzen Körper in Bewegung. Der Rücken wird Wirbel für Wirbel gebeugt und gestreckt, die Armmuskulatur gekräftigt und die Beinmuskeln gedehnt. Noch kurz etwas zur Wortwahl. Die hier mit dem Wort Berg benannte Übung wird auch „Nach unten schauender Hund" genannt. Die Tigerhaltung ist im Sport als „Vierfüßlerstand" bekannt.

Zu beachten
Um in eine fließende Bewegung zu kommen, wird mit jedem Bewegungswechsel die Wirbelsäule zunächst Wirbel für Wirbel vom Steißbein bis zum Kopf gebeugt und auf gleiche Weise von unten nach oben wieder gestreckt. Das klingt in der Beschreibung etwas sperrig, ergibt aber praktisch umgesetzt eine fließende und mit zunehmender Übungszeit anmutige Bewegung. In der Berghaltung die Hände mit vollständig gespreizten Fingern auf den Handtellern aufstellen. Das schont die Hand- und Fingergelenke und verteilt das Gewicht des Oberkörpers gleichmäßig.

Zunächst die Knie gebeugt lassen und den Rücken vollständig strecken. Um die Dehnung der Beinmuskulatur zu verbessern, erst einmal jedes Bein einzeln strecken. In der Tigerhaltung die Schulter- und Handgelenke ebenso wie die Hüft- und Kniegelenke in einer Linie zueinander ausrichten, um die Gelenke zu schonen.

Fragen zu möglichen Hilfsmittel

Fällt es leichter fällt, sich in der Babyhaltung zu entspannen, wenn ein Kissen (oder eine Decke) unter den Knien oder unter den Unterschenkeln liegt? Kann ein Kissen zwischen den Unter- und Oberschenkeln helfen, um das Gesäß in der Babyhaltung leichter auf den Fersen ruhen zu lassen? Die gebeugten Beine in der Baby-Position wie auf dem Foto leicht geöffnet halten, damit Brust und Bauch bequem Platz finden.

Die Übungsreihe Schritt für Schritt

- Auf die Matte knien und den Oberkörper vorbeugen, bis die Hände aufgestützt sind (Vierfüßlerstand). Die Hände auf den Handtellern mit vollständig gespreizten Fingern unter den Schultergelenken aufstellen. Die Knie sind hüftgelenksweit voneinander entfernt aufgestellt und befinden sich unter den Hüftgelenken.
- Mit einer gleichmäßigen und vollständigen Einatmung durch die Nase die Wirbelsäule vom Steißbein bis zum Nacken strecken.
- Mit einer gleichmäßigen und vollständigen Ausatmung durch die Nase die Wirbelsäule Wirbel für Wirbel beugen und das Gesäß rückwärts bewegen, die Wirbelsäule Wirbel für Wirbel wieder strecken, bis das Gesäß die Fersen berührt und die Arme ganz gestreckt sind (Baby Haltung) (Abb. 4.16).

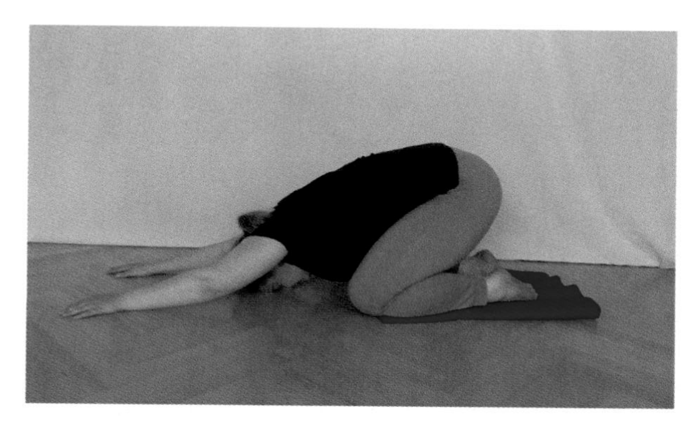

Abb. 4.16 Wirbelsäulendehnung 1, Baby Haltung

- Mit einer gleichmäßigen und vollständigen Einatmung durch die Nase die Wirbelsäule Wirbel für Wirbel beugen, das Gesäß von den Fersen abheben, die Wirbelsäule Wirbel für Wirbel strecken und den Oberkörper vorwärts bewegen, bis Schulter- und Handgelenke sowie Hüft- und Kniegelenke übereinander ausgerichtet sind (Tiger Haltung) (Abb. 4.17).

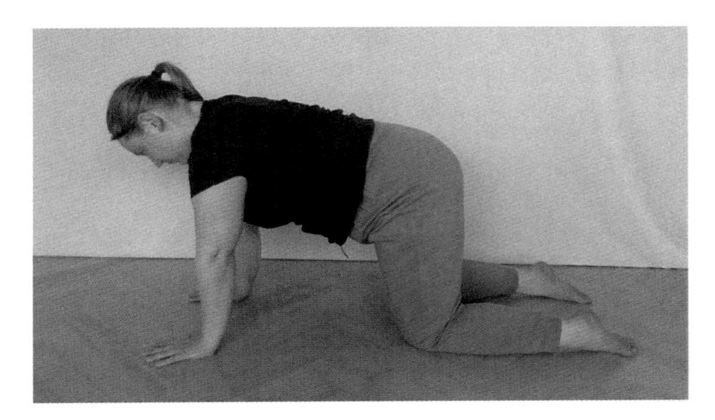

Abb. 4.17 Wirbelsäulendehnung 2, Tiger Haltung

- Mit einer gleichmäßigen und vollständigen Ausatmung durch die Nase die Zehen aufstellen, die Wirbelsäule Wirbel für Wirbel beugen, die Hände kräftig in den Boden drücken und die Knie vom Boden abheben, die Wirbelsäule Wirbel für Wirbel strecken und ebenso die Arme ganz strecken. Die Beine zunächst noch leicht gebeugt lassen (Berg Haltung) (Abb. 4.18).

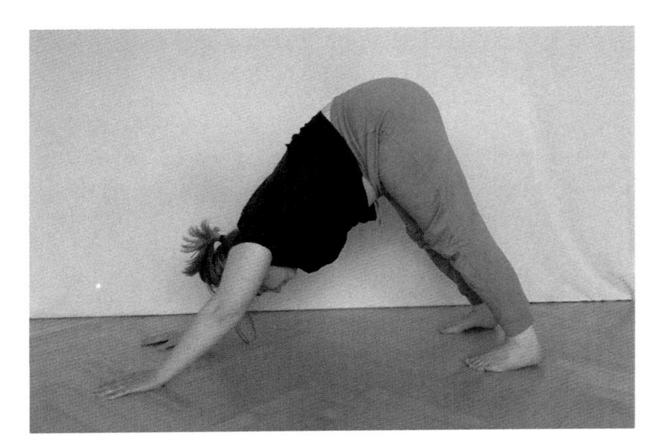

Abb. 4.18 Wirbelsäulendehnung 3, Berg Haltung

- Mit einer gleichmäßigen und vollständigen Einatmung durch die Nase die Wirbelsäule Wirbel für Wirbel beugen, die Knie beugen, die Wirbelsäule Wirbel für Wirbel strecken und in die Tiger Haltung gehen.
- Mit einer gleichmäßigen und vollständigen Ausatmung durch die Nase die Wirbelsäule Wirbel für Wirbel beugen, das Gesäß rückwärts bewegen, die Wirbelsäule Wirbel für Wirbel strecken und in die Baby Haltung gehen.
- Bei gleichmäßiger und vollständiger Atmung durch die Nase die Übungsreihe eine Weile lang fortsetzen.

- Zuletzt auf den Fersen knien oder im Schneidersitz auf die Matte setzen und die Wirkungen der Übung wahrnehmen. Die Augen schließen, wenn es angenehm ist.

4.4.9 Aktivierende Übungsreihe im Stand

In folgender Übungsreihe werden Einzelübungen kombiniert. Da alle Übungen im Stand durchzuführen sind, ist die Reihe für kurze Pausen geeignet. Start und Ziel ist jeweils die Hüftrotation (Hula) – Zu Beginn in die eine und am Ende in die andere Richtung.

Auf die Hüftrotation in eine Richtung (Beschreibung s. Abschn. 3.5.6) folgt die Seitbeuge im Stand (Beschreibung s. Abschn. 3.5.16), dann kommt die Schulterrotation im Stand (Beschreibung s. Abschn. 3.5.14, Variation), danach werden die Schultern und Arme in einer Ebene gedreht (Beschreibung s. Abschn. 3.5.4), bis eine Hüftrotation in Gegenrichtung die Übungsreihe abschließt.

Die Übungsreihe Schritt für Schritt

- Bequem und aufrecht mit leicht gebeugten Knien stehen. Die Füße mehr als hüftgelenksweit voneinander entfernt und parallel zueinander aufstellen. Mit ganzen Sohlen festen Kontakt zum Boden halten. Die Hände seitlich in die Hüften stützen. Augen und Gesicht entspannen, die Zunge vom Gaumen lösen.
- Bei gleichmäßiger und vollständiger Atmung durch die Nase langsam die Hüften in einer Richtung kreisen (Abb. 4.19).

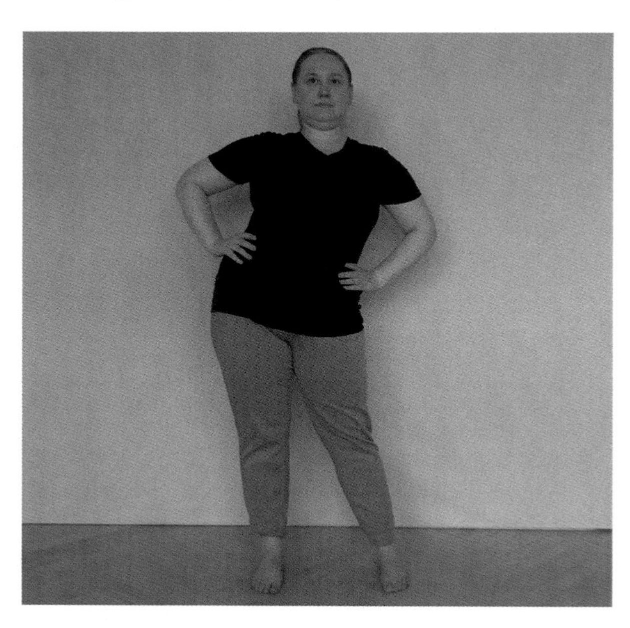

Abb. 4.19 Hüftrotation in die eine Richtung

- Die Kreise langsam immer größer und dann wieder kleiner werden lassen und zurück in die Ausgangshaltung kommen.
- Mit einer gleichmäßigen und vollständigen Einatmung durch die Nase beide Arme seitlich anheben und bis über dem Kopf strecken und mit einer Hand das andere Handgelenk umfassen.
- Mit einer gleichmäßigen und vollständigen Ausatmung durch die Nase zieht die Hand, die das Handgelenk umfasst, den gesamten Oberkörper zu ihrer Seite (Abb. 4.20).

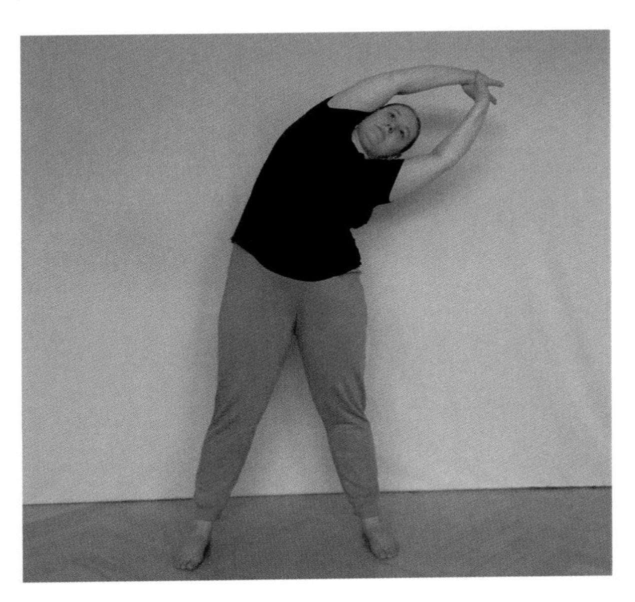

Abb. 4.20 Seitbeuge im Stand

- Mit einer gleichmäßigen und vollständigen Einatmung durch die Nase den Oberkörper aufrichten, Handhaltung wechseln und die Übung zur anderen Seite fortsetzen.
- Bei gleichmäßiger und vollständiger Atmung durch die Nase die Übung eine Weile lang zu beiden Seiten wiederholen und zurück in die Ausgangshaltung kommen.
- Die Knie leicht beugen und die Unterarme auf die Oberschenkel ablegen.
- Mit einer gleichmäßigen und vollständigen Einatmung einen Arm anheben und zur Decke strecken und den gestreckten Arm entlang in die Höhe schauen (Abb. 4.21).

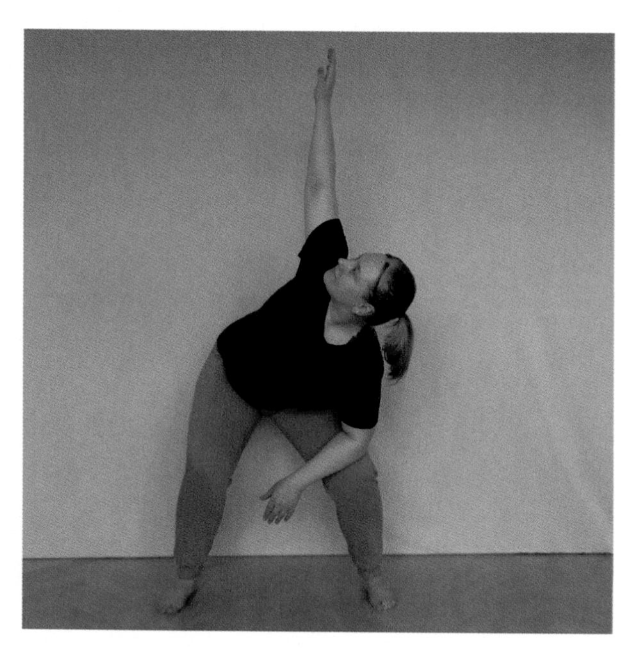

Abb. 4.21 Schulterrotation im Stand

- Mit einer gleichmäßigen und vollständigen Ausatmung den Arm senken und die Übung zur anderen Seite fortsetzen.
- Bei gleichmäßiger und vollständiger Atmung durch die Nase die Übung eine Weile lang zu beiden Seiten wiederholen und zurück in die Ausgangshaltung kommen.
- Mit einer gleichmäßigen und vollständigen Einatmung durch die Nase die Arme auf Schulterniveau anheben und bis in die Fingerspitzen strecken.
- Mit einer gleichmäßigen und vollständigen Ausatmung durch die Nase die Schultern entspannen und absenken.
- Mit einer gleichmäßigen und vollständigen Atmung durch die Nase die beiden Arme in einer Ebene abwechselnd nach vorn und hinten rotieren bis jeweils die Handinnenflächen nach oben gerichtet sind (Abb. 4.22).

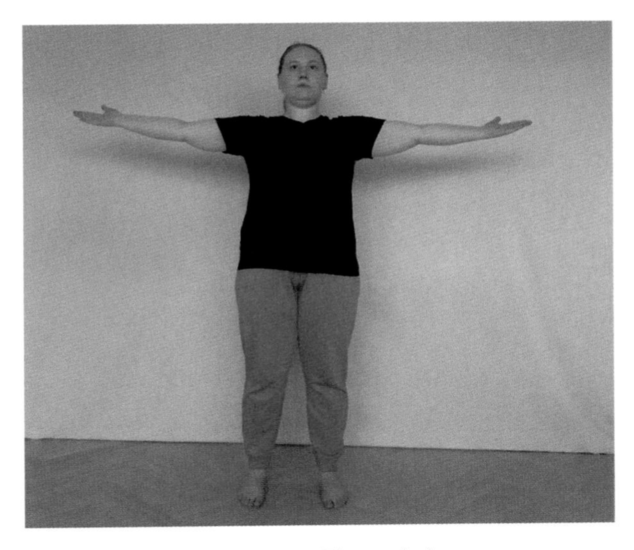

Abb. 4.22 Schultern und Arme in einer Ebene drehen

- Bei gleichmäßiger und vollständiger Atmung durch die Nase die Armrotationen eine Weile fortsetzen und zurück in die Ausgangshaltung kommen.
- Die Hände seitlich in die Hüften stützen.
- Bei gleichmäßiger und vollständiger Atmung durch die Nase langsam die Hüften in die andere Richtung kreisen (Abb. 4.23).

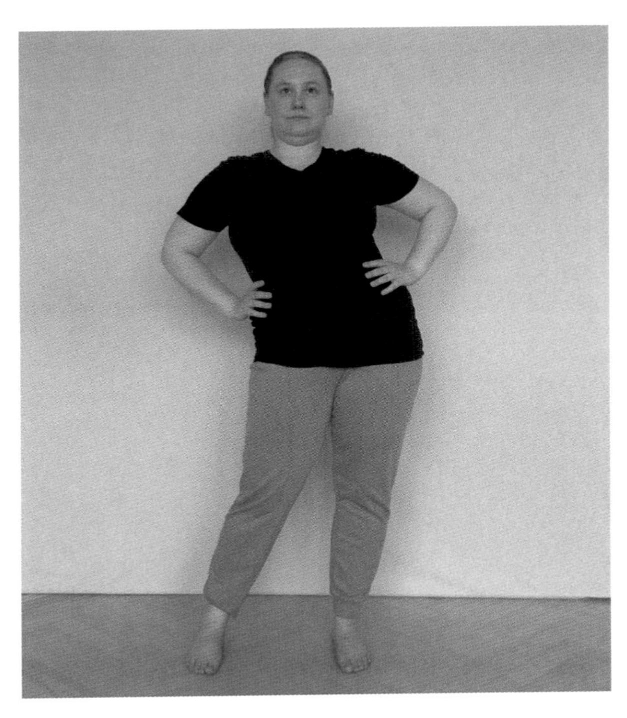

Abb. 4.23 Hüftrotation in die andere Richtung

- Die Kreise langsam immer größer und wieder kleiner werden lassen und zurück in die Ausgangshaltung kommen.
- Zuletzt in der Ausgangshaltung die Wirkungen der Übung wahrnehmen. Die Augen schließen, wenn es angenehm ist.

Fragen zur eigenen Anleitungspraxis:

- Welche Übungen nutze ich, um Kraft und Reserven mehrgewichtiger Menschen zu fördern?
- Ist mir der Zusammenhang von Körperwahrnehmung, Beweglichkeit und Selbstwertgefühl klar?
- Thematisiere ich Scham und Schuldgefühle, hilft meine Therapie, diese negativen Gefühle zu überwinden?
- Was halte ich vom Journal als Hilfsmittel, kann ich das Führen eines Journals anleiten?

Literatur

Carter A, Hoang N, Gilbert P, Kirby JN (2022) Body weight perception outweighs body weight when predicting shame, criticism, depression and anxiety for lower BMI range and higher BMI range adults. J Health Psychol 27(10):2276–2290. https://doi.org/10.1177/13591053211027641. Epub 2021 Jul 9. PMID: 34240637

Demmerling C, Hilge Landweer H (2007) Philosophie der Gefühle. Von Achtung bis Zorn. Metzler, Stuttgart, Weimar

Mills JS, Minister C, Samson L (2022) Enriching sociocultural perspectives on the effects of idealized body norms: integrating shame, positive body image, and self-compassion. Front Psychol 13:983534. https://doi.org/10.3389/fpsyg.2022.983534. PMID: 36506975; PMCID: PMC9732395

Pila E, Gilchrist JD, Huellemann KL, Adam MEK, Sabiston CM (2021) Body surveillance prospectively linked with physical activity via body shame in adolescent girls. Body Image 36:276–282. https://doi.org/10.1016/j.bodyim.2021.01.002. Epub 2021 Feb 2. PMID: 33545529

Sand I (2023) Im Erdboden versinken? Den Teufelskreis von Scham und Angst durchbrechen. Aus dem Dänischen von Maike Barth. Paderborn (Jungfermann). Titel der Originalausgabe (2021) Sig hej til din skam: En bok om at slippe frygten for at være forkert

Schorb F (2024) Healthismus. Gesundheit als gesellschaftliche Obsession. Psychosozial-Verlag, Gießen

5 Balance und Gleichgewicht – Übungen zum Einstieg und zum Weitermachen

Zusammenfassung

Das 5. Kapitel behandelt die Themen:

- Gleichgewichtsübungen sprechen Körper, Atmung und Konzentration an.
- Balance heißt, physisch, mental und psychisch ausgeglichen zu sein.
- Ein leichter Einstieg verbessert das Gleichgewichtsgefühl, gibt Sicherheit und motiviert.
- Absichtslos zu üben, ist kein wirkungsloses Üben, sondern ein für Entwicklungen offenes Üben.

Im Kontext des Buchs heißt Balance einen ausgeglichenen Mix von Gleichgewichtsübungen zu finden, die 1. unterschiedlich starke physiologische und psychologische Wirkung haben und 2. unterschiedlich schwierig zu machen sind. Zur Förderung der Balance bspw. das Stehen auf einem Bein zu üben und auf einen sicheren Stand zu achten, ist ein guter Anfang. Beim Üben die Atmung zu beobachten, hilft weiter, um Störungen im Atemfluss (Luft anhalten) als eine mögliche Ursache der Balancestörung zu erkennen. Darüber hinaus herauszufinden, ob eine übende Person leichter in einer Gleichgewichtshaltung bleiben kann, wenn sie ein bestimmtes Objekt in der Ferne anvisiert oder sich auf einen bestimmten Gedanken konzentriert, kann weitere Fortschritte begünstigen. Im Hinblick auf den Schwierigkeitsgrad einer Übung ist es sinnvoll, mit leichten Übungen zu beginnen und Hilfsmittel einzusetzen. Auf diese Weise gewinnen Patientinnen und Patienten ausreichend Sicherheit, um sich an schwierigere Übungen heranzuwagen (Abb. 5.1).

Ergänzende Information Die elektronische Version dieses Kapitels enthält Zusatzmaterial, auf das über folgenden Link zugegriffen werden kann
https://doi.org/10.1007/978-3-662-70101-0_5.

I. Kollak, *Übungen für Körper, Atmung und Entspannung bei Adipositas*,
https://doi.org/10.1007/978-3-662-70101-0_5

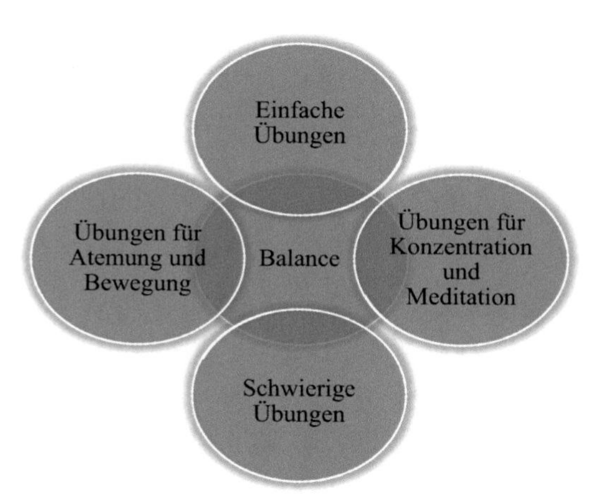

Abb. 5.1 Ausgeglichener Mix von Übungen Gleichgewicht von Übungsformen und Intensität der Übungen. (Eigene: Darstellung)

5.1 Die Balance im Verhältnis zu Bewegung, Atmung, Konzentration und Meditation

Die in diesem Buch gezeigten und beschriebenen Übungen stammen aus mehreren Bewegungs- und Entspannungsverfahren (Kollak 2008). Die meisten davon aus dem Yoga. Unter diesem Begriff versammeln sich sehr unterschiedliche Übungen und Traditionen. Diese haben sich im Lauf der Zeit entwickelt und zeigen ein breites Spektrum – von spirituell motivierten Sitzhaltungen bis hin zu militärischem Drill. So finden sich in der gegenwärtigen Praxis nebeneinander Schulen, deren Übungen in religiösen Traditionen verwurzelt sind, die durch Entspannungsverfahren (z. B. Autogene Training oder Progressive Muskelrelaxation) beeinflusst wurden oder durch die Beobachtung exerzierender britischer Kolonialtruppen in Indien Eingang in die Yogapraxis gefunden haben (s. De Michelis 2005; Singleton 2010). Dieses Buch steht in der Tradition einer Yogapraxis, die im Austausch mit anderen Entspannungsverfahren entstanden ist. So gibt es Übungen aus dem Autogenen Training, wie die Imagination (s. Abschn. 6.3.5) oder Übungen aus dem Qigong, wie die Armschwünge im Stand (s. Abschn. 3.5.8).

Die hier im Buch beschriebenen und dargestellten Übungen besitzen allesamt Elemente der Bewegung – auch dann, wenn nur in Gedanken durch den Körper gegangen wird (s. Abschn. 6.3.6). Ebenso werden alle im Buch versammelten Übungen vom Atem getragen. Die Bedeutung der Atmung ist leicht verständlich, wenn der Atem im Mittelpunkt steht, wie bei der ersten Übung dieses Kapitels, der Nasen-Wechsel-Atmung (s. Abschn. 5.3.1). Doch wieviel die Atmung zum Gelingen einer Übung beiträgt, lässt sich sehr gut am Beispiel der Seitbeuge (s. Abschn. 3.5.16) erklären. Die Arme über dem Kopf zu strecken, die Hände zu falten und dann den Körper über die Flanke zur Seite zu neigen, fällt leichter, wenn die Streckung mit einer Einatmung und die Beugung mit einer Ausatmung erfolgt. Denn würde der Atem beim Beugen angehalten, so wäre die Beugung stark eingeschränkt. Denn in der Einatmungsphase ist die Lunge gefüllt, und die Zwischenrippenmuskulatur ist angespannt. Die Atmung kann aber auch eine subtile Rolle spielen, wie z. B. bei der Übung Imagination (s. Abschn. 6.1.5). In der Vorstellung wandert der Atem den einen Arm hoch bis zum Kopf und den anderen Arm entlang wieder hinunter. Es ist gut spürbar, wie die Beobachtung des imaginierten Atemflusses beruhigt.

Darüber hinaus fördert die Konzentration die Balance. So sind bspw. Übungen, wie die Palme oder der Baum (s. Abschn. 5.3.2 sowie 5.3.3 und 5.3.6) für manche Menschen leichter einzunehmen, wenn sie sich auf einen festen Punkt in einer bestimmten Entfernung konzentrieren. Dagegen fällt es anderen Übenden leichter, in Balancehaltung zu gehen, wenn sie ihre Gedanken von der Aufgabe weg an einen bestimmten Ort, auf eine bestimmte Person usw. lenken. Konzentrations- und Meditationsübungen haben aber vor allem eine psychisch ausgleichende Wirkung.

Über den Einfluss, den die Zusammensetzung von Yogaübungen hat, gibt eine Studie von Delaney und Anthis Auskunft. In ihrer zwar nicht repräsentativen, aber dennoch aufschlussreichen Studie befragten sie 92 Teilnehmerinnen aus fünf umliegenden Fitnessstudios (Gefälligkeitsstichprobe). Mit ihren Fragen wollten Kelley Delaney und Kristine Anthis herausfinden, ob Zufriedenheit mit dem eigenen Körper und Körperwahrnehmung mit der Art des geübten Yoga zusammenhängen. Die Befragten übten im Stil bekannter Yogatraditionen, wie Ashtanga, Bikram, Iyengar, Jivamukti, Kripalu, Kundalini, Vinyasa. Es gab aber auch Namen für die Yogaklassen, die nicht auf eine Tradition verwiesen, sondern auf den Übungsstil oder das Übungsniveau: gentle (sanfter Yoga) und intro (Yoga für Anfänger). Andere nutzten den Oberbegriff für alle Yogatraditionen, die Körperübungen einschließen: Hatha Yoga. Dazu gab es noch zwei neu kreierte Namen: Forest Yoga (Wald Yoga) und Yoga Sculpt (ein auf die Figur ausgerichteter Yoga). Unabhängig von der Bezeichnung fragten die beiden Forscherinnen nach dem Anteil den Körper-, Atem-, Entspannungs-, Konzentrations-, Meditationsübungen sowie das Chanting (s. Abschn. 6.3) am Unterricht haben. Im Ergebnis ließ sich ein Zusammenhang zwischen Körperwahrnehmung und Zufriedenheit mit dem eigenen Körper und der Art und Weise des Yoga-Übens nachweisen. Die befragten Frauen, deren Yogaunterricht alle Übungsformen umfassten, waren nachweislich zufriedener, als Frauen, deren Unterricht sich im Wesentlichen auf Körperübungen beschränkte (Delaney und Anthis 2010, S. 62).

Eine Übungspraxis, die Körper-, Atem-, Entspannungs- sowie Konzentrations- und Meditationsübungen umfasst, führt zu einer größeren Zufriedenheit mit dem eigenen Körper, als eine Übungspraxis, die nur auf Körperübungen ausgerichtet ist.

Quelle: Delauney und Anthis (2010)

5.2 Balance finden und weiter ausbauen

Es kann Übende frustrieren, in einer Gruppe zu stehen, deren Teilnehmende scheinbar mühelos in Gleichgewichtshaltungen verweilen, während sie selbst wackeln und umkippen. Für Menschen, die dazu noch füllig sind und in einer Gruppe üben, deren Mitglieder insgeheim diese Schwierigkeit aufs Gewicht schieben, ist diese Erfahrung besonders hart. Sie kommen dann oft gar nicht mehr wieder oder geben körperliche Bewegung gleich ganz auf (Dahlberg 2003). Um Übenden solche Erfahrungen zu ersparen, ist es sinnvoll, ein individuell passendes Programm anzubieten, bzw. Übungen mit Variationen für Übungsgruppen.

> Gleiche Ziele lassen sich auf unterschiedlichen Wegen erreichen.
> Wer viele Übungen und Variationen kennt, kann ein passendes Programm für einzeln Übende sowie für Übungsgruppen anbieten.

Bei Einzelbehandlungen fällt der Vergleich mit anderen Übenden weg. Beim Üben in der Gruppe sind Übungen mit Variationen und den dazugehörigen Hilfsmitteln anzubieten. Wenn alle erst einmal neben der Wand starten, dann hilft das denen, die diese Stütze benötigen. Die Übenden, die fortgeschrittener sind, schummeln dann ein wenig und üben freistehend. Das ist dann aber ihre Entscheidung und wird nicht etwas von der Übungsleitung vorausgesetzt. Ein wichtiger Unterschied.

> Therapeutinnen und Therapeuten müssen auf das Wohlergehen achten und den Grundsatz leben, weder sich selbst noch anderen Schaden zuzufügen (im Yoga mit *ahimsha*, Gewaltlosigkeit bezeichnet).

Damit Ursachen für Dysbalancen wahrgenommen und besprochen werden können, aber auch, damit Beginner ihre Fortschritte erkennen, ist bei den Balanceübungen auf Nachspürpausen zu achten. Wie fühlen sich beide Gesichtshälften, Körperseiten, das Standbein an, nachdem zuerst zu einer Seite geübt wurde? Wo genau sind Unterschiede spürbar? Bieten die Beine unterschiedlich sicheren Halt? usw. Diese Vergleiche immer wieder beim Üben anzusprechen, ist grundlegend und hilft Ursachen für Gleichgewichtsprobleme zu erkennen.

5.3 Gleichgewichtsübungen

Dieses Kapitel umfasst zwei Teile. Im ersten Teil werden Gleichgewichtsübungen beschrieben und gezeigt, bei denen Hilfsmittel eingesetzt werden, um stabil und entspannt in Balance zu kommen. Bei einem vorhandenen und guten Gleichgewichtsgefühl können die Hilfsmittel weggelassen werden. Übungen, die ohne

Hilfsmittel ausgeführt werden, zeigt der zweite Teil. Diese Übungen setzen sich zusammen aus herausfordernden Variationen schon gezeigter Übungen sowie bisher noch nicht besprochenen Haltungen.

Eine Übersicht der Übungen dieses Kapitels:

Übungen zum Einstieg	Weiterführende Übungen
5.3.1 Nasen-Wechsel-Atmung 5.3.2 Palme 5.3.3 Baum – Einstiegsübung 5.3.4 Kämpferin 3 – mit Hilfsmitteln	5.3.5 Halber Bogen 5.3.6 Baum – Übung für Fortgeschrittene 5.3.7 Kämpferin 3 – freistehend 5.3.8 Dreieck

Um Menschen für ein möglichst tägliches Üben zu gewinnen, ist ein Programm für sie zusammenzustellen, das entspannt und gleichzeitig die Fähigkeit der Balance verbessert. Um ein individuell passendes Übungsprogramm entwickeln zu können, sind alle Variationen einer Übung zu beachten. Körperarbeit ist dann sinnvoll, wenn sie dem physischen und psychischen Wohlergehen dient. Zentrale therapeutische Aufgabe ist, den Hilfesuchenden ein Übungsprogramm zur Verfügung zu stellen, das sie sich in der eigenen Haut wohlfühlen lässt und eine Wertschätzung ihrer Person vermittelt.

Alle Schritt-für-Schritt-Anleitungen der Übungen stehen unter https://doi.org/10.1007/978-3-662-70101-0_5 unter der Überschrift „Elektronisches Zusatzmaterial" zum kostenlosen Download zur Verfügung.

5.3.1 Nasen-Wechsel-Atmung

Die Gleichgewichtshaltungen werden bewusst mit dieser Atemübung eingeleitet. Denn die Nasen-Wechsel-Atmung hilft, Körperzustände auszugleichen und diese Ausgeglichenheit zu erfahren. Zunächst beruhigt sie physisch und psychisch, indem sie den Atemfluss in einen gleichmäßigen Rhythmus bringt und die Muskulatur entspannt. Sie erweitert die Bronchien und lässt die Atemluft leichter ein- und ausströmen. Sie schafft eine ausgeglichenere Atmung, indem Pausen zwischen den Phasen der Ein- und Ausatmung gemacht werden und die Zeiten der Ausatmung gleich lang sind mit den Zeiten der Einatmung. Aus allen diesen Gründen wird die Übung auch zur Vorbeugung und Therapie von Asthma- und Panikanfällen genutzt.

Zu beachten

Wichtig ist eine gleichmäßige Atmung mit festen Atempausen. Beim Einstieg ins Üben empfiehlt sich ein Verhältnis zwischen Einatmung, Atempause, Ausatmung und Atempause von 6:3:6:3, um dauerhaft einen gleichmäßigen Atemfluss zu erzielen. Durch die Nase einatmen und im Geist bis sechs zählen, eine Atempause machen und im Geist bis drei zählen, durch die Nase ausatmen und bis sechs zählen und eine Atempause machen und bis drei zählen. Das Verhältnis kann vergrößert werden oder auch ganz wegfallen, wenn sich durch regelmäßiges Üben ein fester Rhythmus eingestellt hat. Dagegen ist das Mitzählen bei Panikattacken hilfreich, denn es erfordert Konzentration und bindet die Gedanken.

Fragen zu möglichen Hilfsmitteln
Ist es leichter in einen gleichmäßigen Atemfluss zu kommen, wenn der aktive Arm gestützt wird? Reicht es, wenn die Hand des nicht aktiven Arms Unterstützung leistet? Ist es angenehm, den aktiven Arm z. B. auf einem Tisch abzulegen?

Die Übungen Schritt für Schritt

- Bequem und aufrecht sitzen, die Wirbelsäule vom Steißbein bis zum Nacken strecken, Kinn leicht absenken, Schultern entspannen und die Arme und Hände auf den Oberschenkeln ablegen. Augen und Gesicht entspannen und die Zunge vom Gaumen lösen.
- Die Füße mit ganzer Sohle aufstellen und dabei die Knie unter den Fußgelenken platzieren. Die Haltung der Ober- und Unterschenkel im Winkel von 90 Grad schont das Kniegelenk.
- Eine Hand anheben, den Daumen und kleinen Finger dieser Hand strecken, Zeige-, Mittel- und Ringfinger beugen.
- Daumen und kleinen Finger links und rechts neben den Nasenflügeln ablegen, um abwechselnd das linke und rechte Nasenloch zu verschließen, damit immer nur durch ein Nasenloch Atemluft ein- oder ausströmt.
- Den gebeugten, aktiven Arm entspannt und bequem vor dem Körper halten, unterstützen oder ablegen, damit diese Haltung eine Weile bequem bleibt und nicht beim Atmen stört.
- Zuerst durch beide Nasenlöcher ausatmen.
- Mit dem Daumen ein Nasenloch verschließen und durch das andere, offene Nasenloch gleichmäßig und vollständig einatmen (Abb. 5.2).

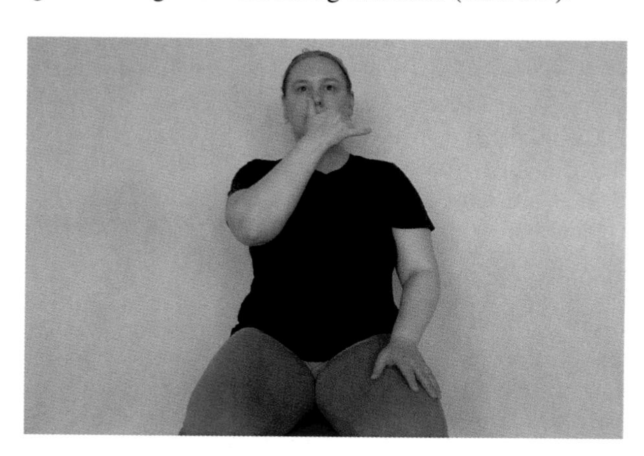

Abb. 5.2 Nasen-Wechsel-Atmung

- Eine Atempause machen.
- Mit dem kleinen Finger das offene Nasenloch verschließen, den Daumen vom verschlossenen Nasenloch lösen und durch dieses gleichmäßig und vollständig ausatmen.
- Eine Atempause machen.
- Durch dasselbe Nasenloch, aus dem gerade die Ausatmung erfolgte, nun wieder gleichmäßig und vollständig einatmen.
- Eine Atempause machen.
- Dieses Nasenloch verschließen und durch das andere Nasenloch gleichmäßig und vollständig ausatmen.
- Eine Atempause machen.
- Bei gleichmäßiger und vollständiger Atmung durch die Nase die Übung eine Weile lang (mehrere Minuten) wiederholen.
- Zuletzt in die Ausgangshaltung kommen und die Wirkungen der Übung wahrnehmen. Die Augen schließen, wenn es angenehm ist.

5.3.2 Palme

Die Palme wird in fließender Bewegung und Atmung ausgeführt. Beide Füße tragen das Körpergewicht. Das Gleichgewicht wird durch eine Gewichtsverlagerung von den Fußsohlen auf die Fußballen gefordert. Je nachdem, wie hoch der Stand ist und wie stark das Gewicht auf die Fußballen verlegt wird, fällt die Anforderung an das Gleichgewichtsgefühl unterschiedlich stark aus.

Zu beachten
Um bald ein Erfolgsgefühl zu bekommen, die Fersen zuerst nur wenige Zentimeter vom Boden abheben.

Fragen zu möglichen Hilfsmitteln
Lassen sich zu Beginn die Fersen abheben, wenn nur ein Arm gestreckt wird und die Hand des anderen Arms Kontakt mit der Wand hält? Hilft es, wenn eine Person den Blick auf einen Punkt in der Ferne richtet? Können Übende leichter Balance halten, wenn sie sich bei der Ausführung der Palme z. B. an die vorangegangene Übung erinnern sollen?

Die Übungen Schritt für Schritt

- Bequem und aufrecht mit leicht gebeugten Knien stehen. Die Füße hüftgelenksweit voneinander entfernt, parallel zueinander und mit festem Kontakt zum Boden aufstellen. Die Wirbelsäule vom Steißbein bis zum Nacken strecken, Kinn leicht absenken, Schultern entspannen, Arme und Hände locker neben dem Körper hängen lassen. Augen und Gesicht entspannen, die Zunge vom Gaumen lösen.
- Die Finger verschränken und mit den Innenseiten zur Decke zeigend auf dem Kopf ablegen (Abb. 5.3).

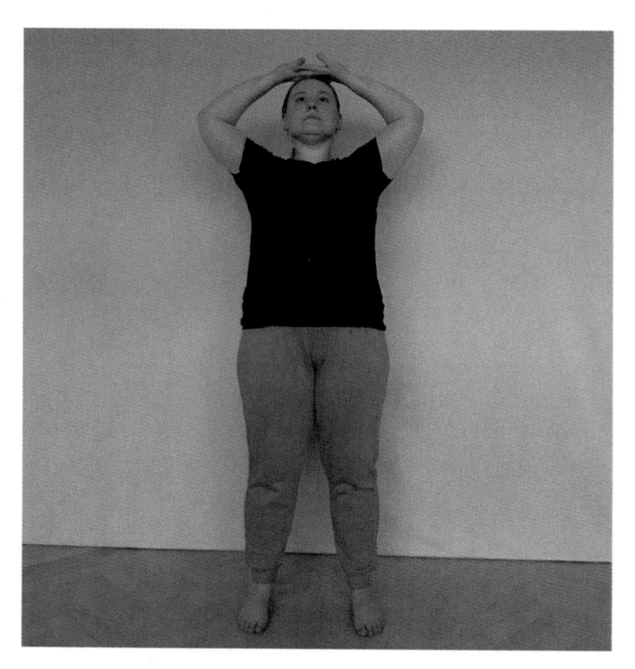

Abb. 5.3 Palme 1

- Mit einer gleichmäßigen und vollständigen Einatmung durch die Nase die Arme bei verschränkten Händen zur Decke strecken und auf die Fußballen kommen. Die Streckung vom Kopf, über Arme, Körper und Beine bis in die Füße hinein spüren (Abb. 5.4).

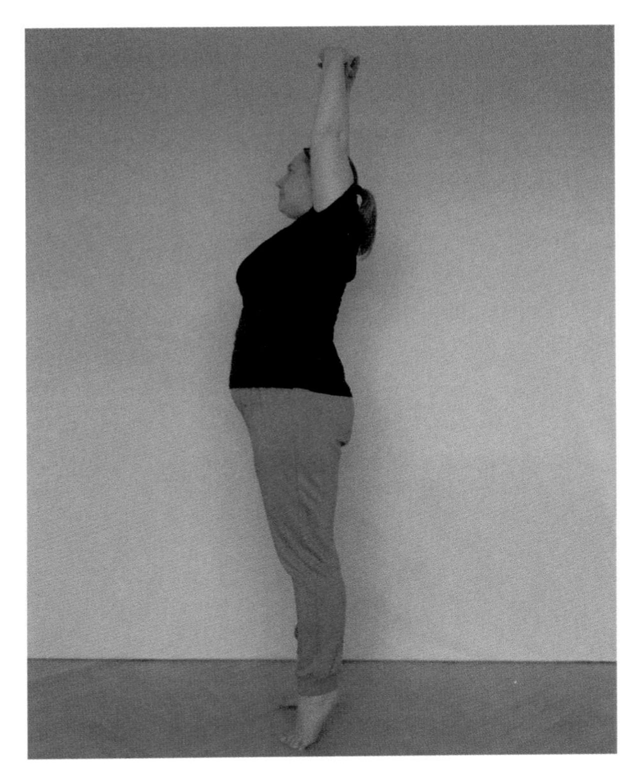

Abb. 5.4 Palme 2

- Mit einer gleichmäßigen und vollständigen Ausatmung durch die Nase die Hände wieder auf dem Kopf ablegen und zurück auf die Fußsohlen gehen.
- Bei gleichmäßiger und vollständiger Atmung durch die Nase die Übung eine Weile lang wiederholen.
- Zuletzt in die Ausgangshaltung kommen und die Wirkungen der Übung wahrnehmen. Die Augen schließen, wenn es angenehm ist.

5.3.3 Baum 1 Einstiegsübung

In dieser Haltung wird das Gewicht auf ein Bein verlagert. Um trotzdem sicher und entspannt stehen zu können, bleibt die Fußspitze des nicht belasteten Beins auf dem Boden stehen, und die Ferse lehnt gegen den Innenknöchel des tragenden Beins. Fällt die Übung leicht, dann können die Augen geschlossen werden.

Zu beachten
Das Knie des gebeugten Beins möglichst weit auswärts drehen.

Die Übungen Schritt für Schritt

- Bequem und aufrecht mit leicht gebeugten Knien stehen. Die Füße hüftgelenksweit voneinander entfernt, parallel zueinander und mit festem Kontakt zum Boden aufstellen. Die Wirbelsäule vom Steißbein bis zum Nacken strecken, Kinn leicht absenken, Schultern entspannen, Arme und Hände locker neben dem Körper hängen lassen. Augen und Gesicht entspannen, die Zunge vom Gaumen lösen.
- Das Körpergewicht auf einen Fuß verlagern und die Ferse des anderen Fußes gegen den Fußinnenknöchel lehnen. Das gebeugte Knie auswärts drehen, die Hände vor der Brust falten (Abb. 5.5).

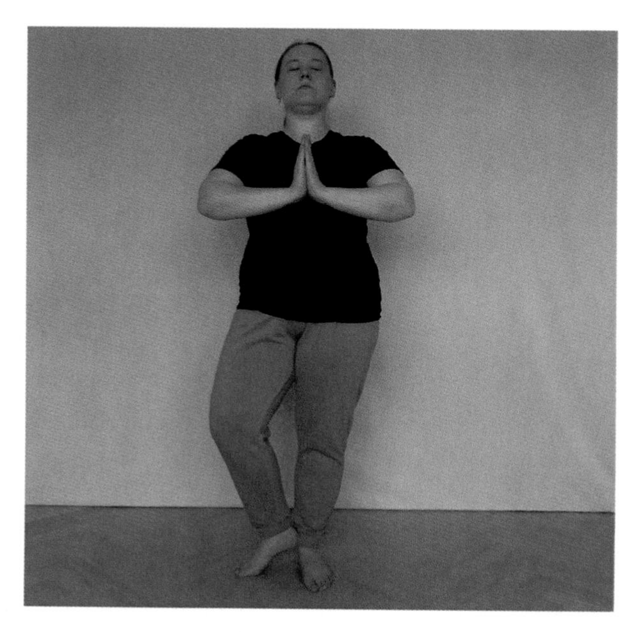

Abb. 5.5 Baum 1 Einstiegsübung

- Die Hände auf Höhe des Brustbeins falten und mit Kraft gegeneinander drücken.
- Bei gleichmäßiger und vollständiger Atmung durch die Nase eine Weile lang in der Haltung bleiben. Die Augen schließen, wenn es möglich ist.
- Bevor die Übung mit dem anderen Bein fortgesetzt wird, eine kurze Pause in der Ausgangshaltung machen und nachspüren. Gibt es Unterschiede in der Wahrnehmung des linken und rechten Hüftgelenks, der linken und rechten Körperseite?
- Anschließend die Übung mit dem anderen Bein als Standbein fortsetzen.
- Zuletzt in die Ausgangshaltung kommen und die Wirkungen der Übung wahrnehmen. Die Augen schließen, wenn es angenehm ist.

5.3.4 Kämpferin 3 mit Hilfsmitteln

Die Gleichgewichtsübung, die im Sport auch als „Waage“ bezeichnet wird, fällt mit nur etwas Unterstützung gleich leichter. Trotz Anforderung an das Gleichgewicht kann sich ein Gefühl der Entspannung einstellen.

Zu beachten
Den ganzen Körper bis in das angehobene Bein hinein strecken. Der angehobene Fuß bleibt gebeugt, um eine maximale Streckung der Achillessehne zu erreichen. Bei gestrecktem Nacken den Blick zu Boden richten.

Fragen zu möglichen Hilfsmittel
Gibt es eine Wand, ein Geländer oder Stühle, die als Hilfsmittel infrage kommen? Ist es passend, im Einzelunterricht die eigenen Hände als Halt anzubieten?

Die Übungen Schritt für Schritt
- Bequem und aufrecht mit leicht gebeugten Knien stehen. Die Füße hüftgelenksweit voneinander entfernt, parallel zueinander und mit festem Kontakt zum Boden aufstellen. Die Wirbelsäule vom Steißbein bis zum Nacken strecken, Kinn leicht absenken, Schultern entspannen, Arme und Hände locker neben dem Körper hängen lassen. Augen und Gesicht entspannen, die Zunge vom Gaumen lösen.
- Mit einer gleichmäßigen und vollständigen Einatmung durch die Nase das Körpergewicht auf einen Fuß verlagern beide Arme über den Kopf parallel strecken (Schultern entspannen und nicht mit anheben).
- Mit einer gleichmäßigen und vollständigen Ausatmung durch die Nase das entlastete Bein gestreckt anheben und den Körper mit den gestreckten Armen absenken bis eine Waagerechte erreicht ist. Dazu die Hände z. B. auf eine Stuhllehne ablegen. Den Nacken strecken und den Blick zu Boden richten (Abb. 5.6).

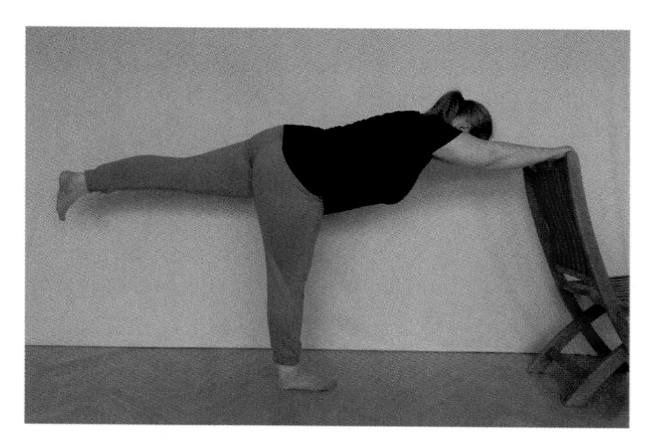

Abb. 5.6 Kämpferin 3 mit Hilfsmittel

- Bei gleichmäßiger und vollständiger Atmung durch die Nase eine Weile lang in der Haltung bleiben.
- Bevor die Übung mit dem anderen Bein fortgesetzt wird, eine kurze Pause in der Ausgangshaltung machen und nachspüren. Gibt es Unterschiede in der Wahrnehmung des linken und rechten Beins, der linken und rechten und Körperseite, der linken und rechten Gesichtshälfte?
- Anschließend die Übung mit dem anderen Bein als Standbein fortsetzen.
- Zuletzt in die Ausgangshaltung kommen und die Wirkungen der Übung wahrnehmen. Die Augen schließen, wenn es angenehm ist.

Hier beginnen die Übungen des zweiten Teils. Auch an dieser Stelle noch einmal der Hinweis, dass das Gleichgewicht mit allen in diesem Kapitel gezeigten Übungen zu verbessern ist. Wenn das Üben Entspannung und Spaß bringt, ist die Übungsauswahl gut und ermuntert dazu, regelmäßig und dauerhaft zu üben.

5.3.5 Halber Bogen

Bei diese Übung wird die Balance in einer Rückbeuge geübt. Die Übung wird als „Halber Bogen" bezeichnet, weil es einigen Menschen möglich ist, in der Rückbeuge ihr hinteres Bein soweit anzuheben, dass der Fuß den Hinterkopf berührt. Das ist dann der ganze Bogen. Hier soll der Bogen nicht überspannt werden, denn für den Zweck einer guten Balance ist der halbe Bogen ausreichend.

Zu beachten
In der Rückbeuge bleiben die Knie nebeneinander auf gleicher Höhe.

Fragen zu möglichen Hilfsmitteln

Fällt es der übenden Person leichter in dieser Haltung zu bleiben, wenn sie ihren Fuß mit einem Gurt hält oder dicht neben einer Wand steht?

Die Übungen Schritt für Schritt

- Bequem und aufrecht mit leicht gebeugten Knien stehen. Die Füße hüftgelenksweit voneinander entfernt, parallel zueinander und mit festem Kontakt zum Boden aufstellen. Die Wirbelsäule vom Steißbein bis zum Nacken strecken, Kinn leicht absenken, Schultern entspannen, Arme und Hände locker neben dem Körper hängen lassen. Augen und Gesicht entspannen, die Zunge vom Gaumen lösen.
- Das Körpergewicht auf einen Fuß verlagern, das Knie des entlasteten Beins beugen und mit den Händen den Fuß des gebeugten Beins hinter dem Körper umfassen. Beide Knie bleiben in einer Ebene.
- Mit einer gleichmäßigen und vollständigen Einatmung durch die Nase das Becken aufrichten.
- Mit einer gleichmäßigen und vollständigen Ausatmung durch die Nase mit dem Kopf und dem ganzen Körper in Rückbeuge gehen (Abb. 5.7).

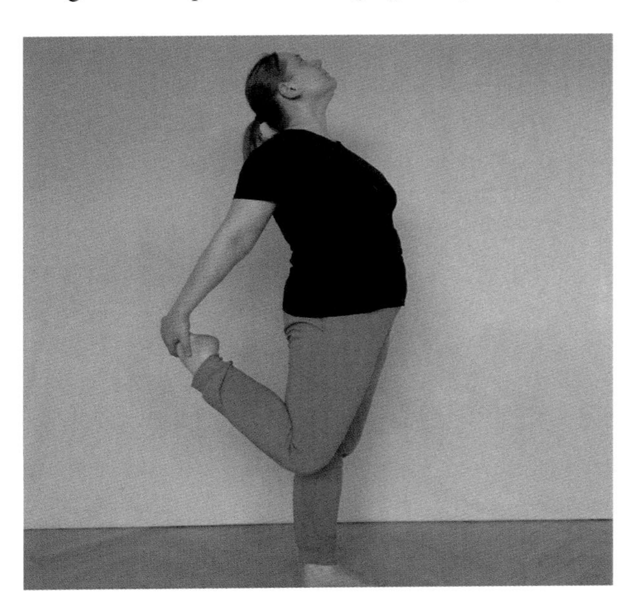

Abb. 5.7 Halber Bogen

- Bei gleichmäßiger und vollständiger Atmung durch die Nase eine Weile lang in der Haltung bleiben.
- Bevor die Übung mit dem anderen Bein fortgesetzt wird, eine kurze Pause in der Ausgangshaltung machen und nachspüren. Gibt es Unterschiede in der

Wahrnehmung des linken und rechten Oberschenkels, des linken und rechten Fußes, des linken und rechten Arms, der linken und rechten und Körperseite?
- Anschließend die Übung mit dem anderen Bein als Standbein fortsetzen.
- Zuletzt in die Ausgangshaltung kommen und die Wirkungen der Übung wahrnehmen. Die Augen schließen, wenn es angenehm ist.

Variation
Diese Variation eignet sich, wenn der Fuß leichter mit einem Gurt gehalten werden kann (Abb. 5.8).

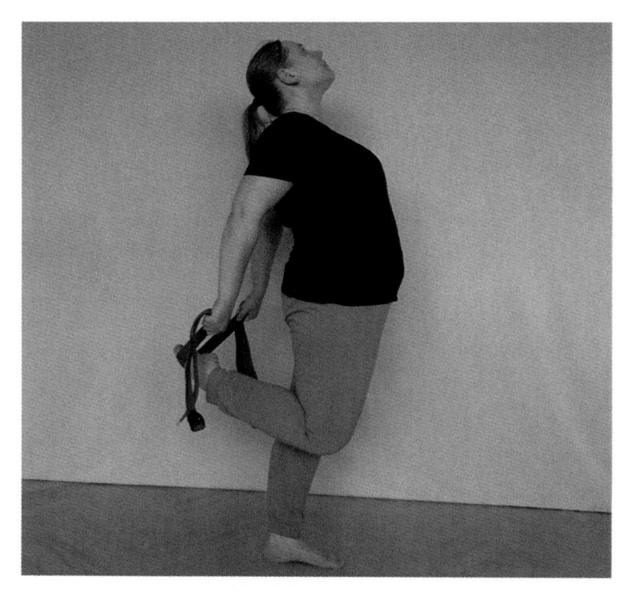

Abb. 5.8 Halber Bogen mit Gurt

5.3.6 Baum 2 Übung für Fortgeschrittene

Im zweiten Teil wird die Balance noch stärker gefordert, weil das Gewicht nun ganz auf einem Bein ruht. Der Fuß des nicht belasteten Beins wird gegen den Oberschenkel des Standbeins gedrückt.

Zu beachten
Das Knie des gebeugten Beins möglichst weit auswärts drehen.

Die Übungen Schritt für Schritt
- Bequem und aufrecht mit leicht gebeugten Knien stehen. Die Füße hüftgelenksweit voneinander entfernt, parallel zueinander und mit festem Kontakt zum Boden aufstellen. Die Wirbelsäule vom Steißbein bis zum Nacken strecken, Kinn leicht absenken, Schultern entspannen, Arme und Hände locker

neben dem Körper hängen lassen. Augen und Gesicht entspannen, die Zunge vom Gaumen lösen.

- Das Körpergewicht auf einen Fuß verlagern und den Fuß des anderen Beins mit ganzer Sohle gegen die Innenseite des Standbeins lehnen. Das gebeugte Knie auswärts zur Seite drehen.
- Die Hände auf Höhe des Brustbeins falten und mit Kraft gegeneinander drücken (Abb. 5.9).

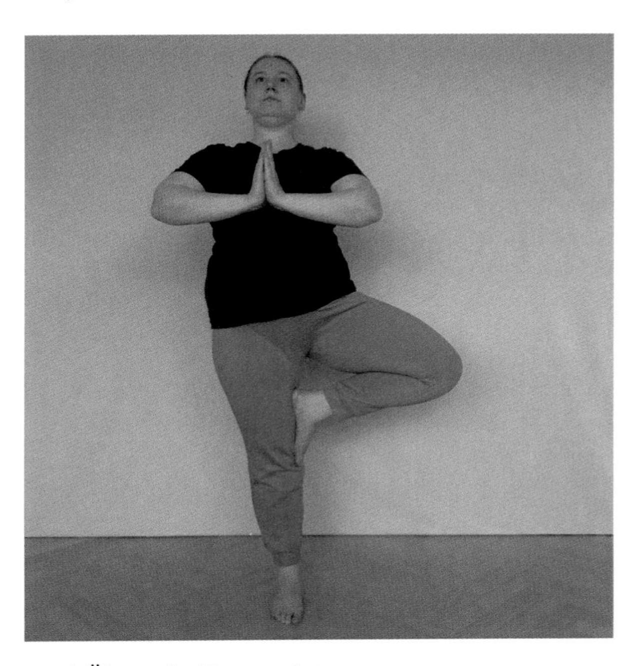

Abb. 5.9 Baum 2 Übung für Fortgeschrittene

- Bei gleichmäßiger und vollständiger Atmung durch die Nase eine Weile lang in der Haltung bleiben.
- Bevor die Übung mit dem anderen Bein fortgesetzt wird, eine kurze Pause in der Ausgangshaltung machen und nachspüren. Gibt es Unterschiede in der Wahrnehmung des linken und rechten Hüftgelenks, der linken und rechten Schulter, der linken und rechten Körperseite?
- Anschließend die Übung mit dem anderen Bein als Standbein fortsetzen.
- Zuletzt in die Ausgangshaltung kommen und die Wirkungen der Übung wahrnehmen. Die Augen schließen, wenn es angenehm ist.

5.3.7 Kämpferin 3 – freistehend

Die Haltung der Kämpferin 3 im freien Stand erfordert viel Balance – vor allem, wenn die Übung eine Weile gehalten wird. Sowohl mit als auch ohne Unterstützung fördert die Kämpferin 3 den Gleichgewichtssinn und die Konzentration.

Zu beachten
Die Streckung in Vorbeuge erfolgt von den Fingerspitzen bis in das angehobene Bein hinein. Der angehobene Fuß bleibt gebeugt, um eine maximale Streckung der Achillessehne zu erreichen. Bei gestrecktem Nacken den Blick zu Boden richten.

Die Übungen Schritt für Schritt

- Bequem und aufrecht mit leicht gebeugten Knien stehen. Die Füße hüftgelenksweit voneinander entfernt, parallel zueinander und mit festem Kontakt zum Boden aufstellen. Die Wirbelsäule vom Steißbein bis zum Nacken strecken, Kinn leicht absenken, Schultern entspannen, Arme und Hände locker neben dem Körper hängen lassen. Augen und Gesicht entspannen, die Zunge vom Gaumen lösen.
- Mit einer gleichmäßigen und vollständigen Einatmung durch die Nase das Körpergewicht auf einen Fuß verlagern beide Arme über den Kopf hinaus parallel strecken (Schultern entspannen und nicht mit anheben).
- Mit einer gleichmäßigen und vollständigen Ausatmung durch die Nase das entlastete Bein gestreckt anheben und den Körper mit den gestreckten Armen absenken bis eine Waagerechte erreicht ist und der Blick nach unten geht (Foto 53).
- Bei gleichmäßiger und vollständiger Atmung durch die Nase eine Weile lang in der Haltung bleiben.
- Bevor die Übung mit dem anderen Bein fortgesetzt wird, eine kurze Pause in der Ausgangshaltung machen und nachspüren. Gibt es Unterschiede in der Wahrnehmung des linken und rechten Beins, der linken und rechten und Körperseite?
- Anschließend die Übung mit dem anderen Bein als Standbein fortsetzen.
- Zuletzt in die Ausgangshaltung kommen und die Wirkungen der Übung wahrnehmen. Die Augen schließen, wenn es angenehm ist.

5.3.8 Dreieck

Nachdem die Balance schon in gestreckter Haltung, in Vor- und in Rückbeuge geübt wurde, erfolgt nun eine Gleichgewichtsübung in Seitbeuge. Immer wieder Seitbeugen zu üben – im Rahmen von Dehn-, Kräftigungs- und Gleichgewichtsübungen, ist wichtig, da sie einen guten Ausgleich bieten für die im Alltag vorherrschenden Vorbeugen.

Zu beachten
Damit die Mobilisierung der Gelenke und Dehnung der Muskeln seitwärts erfolgt, ist es wichtig, auf die korrekte Seitneigung zu achten (nicht in die Vorbeuge kommen).

Die Übung Schritt für Schritt
- Die Übungen Schritt für Schritt Bequem und aufrecht mit leicht gebeugten Knien stehen. Die Füße hüftgelenksweit voneinander entfernt, parallel zueinander und mit festem Kontakt zum Boden aufstellen. Die Wirbelsäule vom Steißbein bis zum Nacken strecken, Kinn leicht absenken, Schultern entspannen, Arme und Hände locker neben dem Körper hängen lassen. Augen und Gesicht entspannen, die Zunge vom Gaumen lösen.
- In die Grätsche gehen, und die Füße eine Beinlänge voneinander entfernt aufstellen. Einen Fuß nach außen drehen (die Zehen zeigen vom Körper weg). Für eine gleichmäßige Belastung der Knie- und Fußgelenke ist es ideal, wenn die Ferse des nach außen gedrehten Fußes auf Höhe die Mitte des anderen Fußes ist (die Ferse zeigt zum Mittelgewölbe des anderen Fußes).
- Mit einer gleichmäßigen und vollständigen Einatmung durch die Nase das Becken aufrichten, die Wirbelsäule vom Steißbein bis zum Nacken strecken und beide Arme seitlich auf Schulterniveau anheben.
- Mit einer gleichmäßigen und vollständigen Ausatmung durch die Nase den Oberkörper aus dem Becken heraus zu einer Seite bewegen.
- Mit einer gleichmäßigen und vollständigen Einatmung durch die Nase nochmals beide Arme bis in die Fingerspitzen hinein strecken.
- Mit einer gleichmäßigen und vollständigen Ausatmung durch die Nase den Oberkörper zur Seite absenken und den gestreckten unteren Arm gegen den Unterschenkel legen und den oberen Arm in Richtung Decke strecken. Der Blick folgt dem nach oben gestreckten Arm (Abb. 5.10).

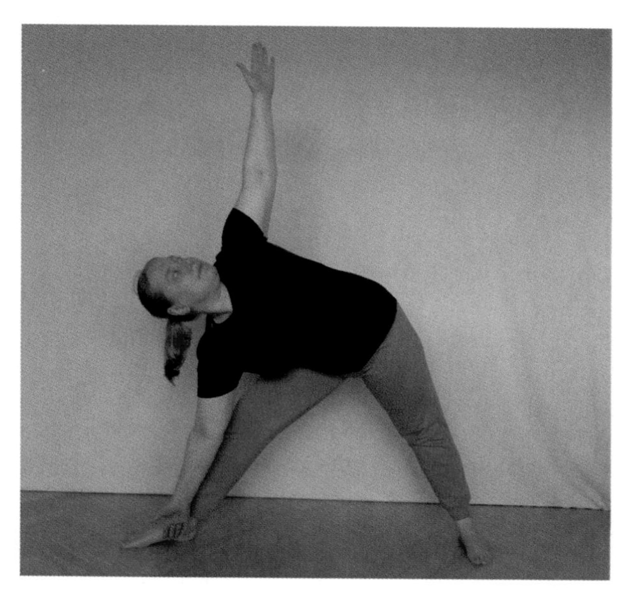

Abb. 5.10 Dreieck

- Bei gleichmäßiger und vollständiger Atmung durch die Nase eine Weile lang in der Haltung bleiben.
- Bevor die Übung mit dem anderen Bein fortgesetzt wird, eine kurze Pause in der Ausgangshaltung machen und nachspüren. Gibt es Unterschiede in der Wahrnehmung des linken und rechten Beins, der linken und rechten Flanke, der linken und rechten und Körperseite?
- Anschließend die Übung zur anderen Seite fortsetzen.
- Zuletzt in die Ausgangshaltung kommen und die Wirkungen der Übung wahrnehmen. Die Augen schließen, wenn es angenehm ist.

Variation

Zur Vorbereitung der Dreieck Haltung eignet sich die Seitbeuge im Stand. Sie mobilisiert die Gelenke und dehnt die dazugehörigen Muskeln ebenso in Seitrichtung, erfordert aber weniger Balance (s. Abschn. 3.5.16).

Fragen zur eigenen Anleitungspraxis:

- Wie gut gelingt es mir, mehrgewichtige Patientinnen und Patienten für Gleichgewichtsübungen zu motivieren?
- Kann ich sie für Offenheit beim Üben gewinnen, um sich positiver zu sehen und Fortschritte zu würdigen?
- Bieten meine Übungen einen leichten Einstieg, vermitteln sie ein Gefühl von Sicherheit?
- Wie sprechen meine Übungen physisch, mental und psychisch an?

Literatur

Dahlberg CP (2003) Living large. Yoga J 2003(178):88–95

Delaney K, Anthis K (2010) Is women's participation in different types of yoga classes associated with different levels of body awareness satisfaction? Int J Yoga Therap 20(1):62–71. https://doi.org/10.17761/ijyt.20.1.t44l6656h22735g6

De Michelis E (2005) A history of modern yoga. Patanjali and western esotericism. Continuum, London

Kollak I (Hrsg) (2008) Burnout und Stress. Anerkannte Verfahren zur Selbstpflege in Gesundheitsfachberufen. Springer, Berlin, Heidelberg

Singleton M (2010) Yoga body. The origins of modern posture practice. Oxford University Press, Oxford

6 Aufmerksamkeit und Kontemplation – Konzentrations- und Meditationsübungen in Bewegung und in Ruhe

Zusammenfassung

Das 6. Kapitel behandelt die Themen:

- Die unterschiedlichen Möglichkeiten der Aufmerksamkeitslenkung.
- Besondere Herausforderungen bei der Anleitung von Konzentrations- und Meditationsübungen.
- Was das Erlenen von Meditationstechniken erleichtert.
- Wie Übende lernen, Wirkungen und Veränderungen wahrzunehmen.
- Übungen der Konzentration und Meditation in Bewegung und Ruhe für Menschen aller Kleidergrößen.

Zum Glück gibt es Übungen zur Verbesserung der Konzentration und zur Vertiefung der Entspannung, die sowohl in Ruhehaltungen als auch in Bewegung ausgeführt werden können. Die im Lotussitz mit geschlossenen Augen sitzende Person, die ihre Hände auf den Knien abgelegt hat – Daumen und Zeigefinger zum Mudra verbunden – wird oft mit Meditation gleichgesetzt. Mit dieser Haltung hat vielleicht alles begonnen, denn sie war die empfohlene Sitzhaltung für buddhistische Mönche während des Gebets. Heute können Übende bequemere Haltungen einnehmen, in denen sie sich ebenso und besser konzentrieren und meditieren können. Dazu zeigt dieses Kapitel Beispiele in der Rückenlage und im Sitz. Übung zum meditativen Gehen gibt es darüber hinaus. Sie wurden bereits im zweiten Kapitel besprochen (s. Abschn. 2.2.2).

Ergänzende Information Die elektronische Version dieses Kapitels enthält Zusatzmaterial, auf das über folgenden Link zugegriffen werden kann
https://doi.org/10.1007/978-3-662-70101-0_6.

I. Kollak, *Übungen für Körper, Atmung und Entspannung bei Adipositas*,
https://doi.org/10.1007/978-3-662-70101-0_6

6.1 Möglichkeiten der Aufmerksamkeitslenkung

Die Psychologie nutzt unterschiedliche Wege, um in einen entspannten und aufmerksamen Zustand zu kommen. Sie reichen von der Autosuggestion, über die Hypnose bis hin zur Wahrnehmungsschulung. Das Ziel dieser Verfahren ist gleich: Äußere, physische Reize, wie bspw. Lärm und innere, psychische Reizung, wie bspw. Handlungsdruck sollen ausgeblendet werden, um die Aufmerksamkeit nach innen zu lenken. Gedanken, Gefühle, Stimmungen, die dann auftreten, wahrzunehmen und wieder loszulassen, ist die Fähigkeit, die zu vermitteln ist. Der Sinn dieser Übung besteht darin, nicht auf jede Information und jeden Reiz zu reagieren und schonender die eigene Energie zu nutzen oder diese wieder aufzubauen.

Alle Übungen beginnen mit einer bequemen Haltung, die sich manchmal mit einem Hilfsmittel unterstützten lässt. Dazu wurden in den vorangegangenen Kapiteln zahlreiche Beispiele (Kissen, Decke, Sitzgelegenheit usw.) gezeigt. Neben diesen werden im folgenden Text noch spezifische Hilfsmittel vorgestellt.

Um einer übenden Person zu mehr Konzentration und Entspannung, aber auch zu ausdifferenzierter Betrachtung zu verhelfen, bieten sich unterschiedliche Techniken an. Auf die Bewegung macht z. B. die Übung Kaya Kriya (s. Abschn. 6.3) aufmerksam. Während einer Einatmung werden die Beine nach innen, die Arme nach außen und der Kopf nach rechts gedreht. Diese einfachen, aber ungewohnten Bewegungen binden die Aufmerksamkeit und blenden äußere Reize aus. Diese Übung hat in Übungsklassen mit Frauen nach Brustkrebsoperation positive physische (besseres Körpergefühl) und psychische Wirkungen (Aufbau eigener Energie) gezeigt (Kollak 2021). Unter Bewegung werden aber auch Augenbewegungen verstanden, wie bei der Übung Liegende Acht (s. Abschn. 6.3.4). Hier ist die Aufmerksamkeit ganz auf das Sehen am Rand des Blickfelds gerichtet. Das ist eine ungewohnte Sehweise. Sie fokussiert die Aufmerksamkeit und trainiert gleichzeitig das klare Sehen an den Bildrändern. Auch durch die Beobachtung der Atembewegung kann die Aufmerksamkeit gelenkt werden. Das geschieht auf leicht nachvollziehbare Weise, wenn aufmerksam das Heben und Senken der Bauchdecke wahrgenommen wird, wie bspw. am Ende der Übung Yoga Nidra (s. Abschn. 6.3.6). Ungewohnter und suggestiver ist die Atembeobachtung bei der Übung Imagination, bei der in der Vorstellung der Atem über die Handinnenseite der einen Hand langsam den ganzen Arm hoch und weiter über die Schultern bis hoch in den Kopf hinein fließt und auf der anderen Seite wieder zurück (s. Abschn. 6.3.5). Darüber hinaus werden in diesem Kapitel Übungen vorgestellt, die zur aufmerksamen Betrachtung von Bildern und Objekten einladen und auf diese Weise die Fähigkeit zur Konzentration/Meditation fördern (s. Abschn. 6.3.8).

Aus der Psychologie ist zudem eine interessante, auf den ersten Blick im Widerspruch zum Ziel stehende Form der Aufmerksamkeitslenkung bekannt. Die übende Person wird aufgefordert, auf möglichst viele Reize gleichzeitig zu achten, wie z. B. Geräusche im eigenen Körper, im umgebenden Raum, im Gang vor der Tür, draußen auf der Straße. Diese vielen Reize können nicht alle wahrgenommen werden, und die übende Person „schaltet ab“. Diese Form der Aufmerksamkeitslenkung ist unter dem Namen *Paradoxe Intervention* bekannt (Schlippe und Schweitzer 1997).

6.2 Die Herausforderungen der Anleitung

Einer Patientin/einem Patienten oder einer Übungsgruppe unterschiedliche Techniken der Konzentration und Meditation zu lehren, ist keine leichte Aufgabe. Körper- und Atemübungen können erklärt und gezeigt, die Ausführungen können beobachtet und ggf. verbessert werden. Woran eine übende Person während einer Meditationsübung denkt, weiß bestenfalls sie selbst. Mittlerweile gibt es Methoden und Instrumente (MRT, MRI), die beim Meditieren die Stimulierung unterschiedlicher Hirnareale im Vergleich von Übenden und Nicht-Übenden (Hölzel et al. 2008) oder die dauerhafte Veränderungen der Hirnanteile (Zunahme der grauen Substanz) nachweisen können (Yuan et al. 2020). In der Übungspraxis geht es allerdings nicht um wissenschaftliche Nachweise, sondern um therapeutische Wirkungen, die subjektiv wahrnehmbar sind.

In der Übungspraxis geht es um subjektiv wahrnehmbare und therapeutische Wirkungen

Um diese Wirkungen auf unterschiedlichen Ebenen wahrnehmen zu können, benötigt die übende Person eine Vorstellung von ihrer Ausgangssituation und von ihren Zielen, die sie durch das Üben erreichen will sowie die Fähigkeit, Veränderungen zu bemerken. Das gilt auch für unerwünschte Wirkungen.

In einem vorangegangenen Kapitel wurde dargestellt, auf welche Weise Scham und Schuldgefühle Energie rauben und passivieren (s. Abschn. 4.1). Wer diese negativen Gefühle überwinden möchte, benötigt eine Einschätzung über das Ausmaß der Einschränkung, ein Verständnis für mögliche Ursachen und passende Mittel, um aus dieser Situation hinauszufinden. Dieses Wissen ist gut, reicht allein aber noch nicht aus. Eigenes Tun ist möglich und ist nahezulegen, weil es am besten dauerhafte Veränderungen bewirken kann. Diese Veränderungen können als allgemeine Verbesserungen oder differenziert als Wirkung auf eine spezielle Übung wahrgenommen werden. Hierzu sei noch einmal auf die Nützlichkeit eines Journals verwiesen, das dem „Objektiven Ablauf“ die „Subjektive Wahrnehmung“ gegenüberstellt (s. Abschn. 4.3).

Damit Hilfesuchende sich auf die Konzentrations- und Meditationsübungen einlassen können, sind die anleitenden Ansagen wichtig. Sie müssen klar sein und möglichst gleichbleibend. Das hat den Vorteil, dass die Aufmerksamkeit ganz auf das Tun und seine Wirkungen ausgerichtet bleiben kann. Umständliche Formulierungen, Versprecher, Lacher usw. bringen aus dem Fluss und stören. Therapeutinnen und Therapeuten finden in diesem Buch erprobte Anleitungstexte. Diese können ausprobiert und übernommen oder modifiziert werden. Ein Text sollte leicht zu sprechen sein und als passend für die eigene Anleitung empfunden werden.

Anleitungstexte sind für die Therapeutinnen und Therapeuten passend, wenn sie leicht zu sprechen sind. Sie sind für die einzelnen Hilfesuchenden oder Gruppen gut, wenn sie klar sind und im gleichen Wortlaut gesprochen werden, um die Aufmerksamkeit ganz auf das Tun und seine Wirkungen ausgerichtet zu lassen.

Die Übenden selbst finden am besten in eine eigenständige Praxis, wenn ihre Aufmerksamkeit darauf gelenkt wird, sich das zu merken, was gut funktioniert. Nach dem Üben sind die Erfahrungen auf unterschiedlichen Ebenen zu erfragen. Es beginnt mit Nachfragen zur Haltung und ob diese bequem war beim Üben. Es geht weiter mit Fragen, auf welche Weise oder bei welcher Übung sie sich gut konzentrieren konnten, was ihnen geholfen hat, besser ihre Gedanken und Gefühle wahrzunehmen. Nach einiger Übungserfahrung ist zu erfragen, bei welchen Übungen es am besten möglich war, sich zu entspannen und Gedanken und Gefühle zu beobachten und wieder loszulassen. Übungen, die gut funktionieren, gilt es mehr zu machen. Übungen, die nicht funktionieren, sind durch andere zu ersetzen. An dieser Stelle lohnt der Verweis auf de Shazer und Berg und ihr lösungsorientiertes Vorgehen (Berg 2006):

Repariere nicht, was nicht kaputt ist. Finde heraus, was gut funktioniert und mache mehr davon. Wenn etwas nicht gut funktioniert, versuch etwas anderes (de Shazer und Berg).

6.3 Konzentrations- und Meditationsübungen in Bewegung und in Ruhe

Das folgende Unterkapitel stellt Konzentrations- und Meditationsübungen in Ruhestellung und in Bewegung vor. Diese Übungen können eigenständig von Patientinnen und Patientin gemacht werden, benötigen aber zunächst eine genaue Anleitung – in Einzelsitzungen oder in der Gruppe.

Eine Übersicht der Übungen dieses Kapitels:

In Bewegung	In Ruhestellung
6.3.1 Hand-Blick-Koordination 6.2.2 Knie seitlich ablegen in Rückenlage (Krokodil) 6.3.3 Kaya Kriya 6.3.4 Liegende Acht und Palmieren	6.3.5 Imagination 6.3.6 Yoga Nidra (Bodyscan) 6.3.7 Gesang- und Klang-Meditation 6.3.8 Bild- und Objekt-Meditation

Die hier gezeigten Übungen sind nach dem Prinzip von leichten zu schwierigeren Übungen sortiert. Leicht und schwierig ist so zu verstehen, dass es z. B. Ungeübten leichter fällt, selbstständig in der Rückenlage die Knie zur Seite zu legen, als konzentriert durch den ganzen Körper zu wandern. Schwierig, im Sinne von körperlich anstrengend, ist keine der Übung. Anspruchsvoll sind alle Übungen, weil sie eine möglichst hohe Aufmerksamkeit benötigen, um eine bessere Konzentration und tieferen Entspannung zu erlangen.

Eine wichtige Aufgabe der Anleitung besteht darin, die Übungen herauszufinden, die im Einzelfall – ebenso wie für die Teilnehmenden einer Übungsgruppe – den größten, therapeutischen Nutzen bringen und auch eigenständig zu meistern sind.

Alle Schritt-für-Schritt-Anleitungen der Übungen stehen unter https://doi.org/10.1007/978-3-662-70101-0_6 unter der Überschrift „Elektronisches Zusatzmaterial" zum kostenlosen Download zur Verfügung.

6.3.1 Hand-Blick-Koordination

Diese Übung ist einfach, fördert aber auf subtile Weise die Konzentration, indem sie die Körperkoordination schult. Dabei wirkt die Koordinationsübung entspannend, obwohl sie die Halswirbelsäule sowie die Schulter-, Arm- und Handgelenke in ungewohnter Weise mobilisiert und die beteiligten Muskeln dehnt.

Zu beachten
Die beschriebenen Wirkungen können nur eintreten, wenn sämtliche Bewegungen der Hand genau mit den Augen verfolgt werden.

Die Übungen Schritt für Schritt

- Bequem und aufrecht sitzen, die Wirbelsäule vom Steißbein bis zum Nacken strecken, Kinn leicht absenken, Schultern entspannen und die Arme und Hände auf den Oberschenkeln ablegen. Augen und Gesicht entspannen und die Zunge vom Gaumen lösen.
- Die Füße mit ganzer Sohle aufstellen und dabei die Knie unter den Fußgelenken platzieren. Die Haltung der Ober- und Unterschenkel im Winkel von 90 Grad schont das Kniegelenk.
- Die Aufmerksamkeit auf eine Hand lenken und auf den Handrücken schauen (Abb. 6.1).

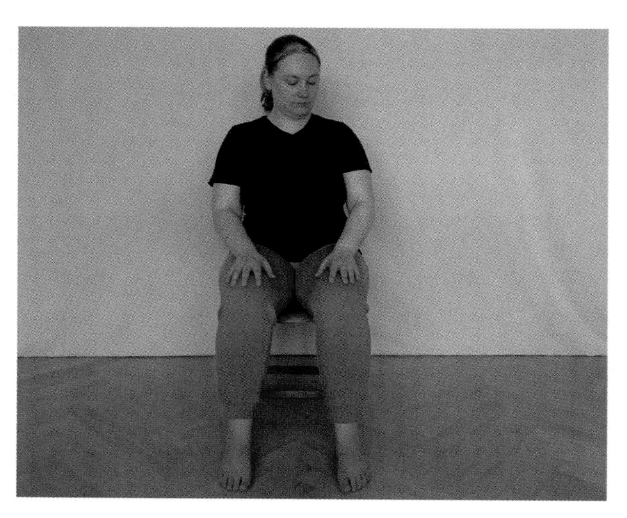

Abb. 6.1 Hand-Blick-Koordination 1

- Mit einer gleichmäßigen und vollständigen Einatmung durch die Nase die Hand auf Schulterhöhe anheben. Die Bewegung mit den Augen verfolgen und in die geöffnete Handinnenfläche wie in einen Spiegel sehen (Abb. 6.2).

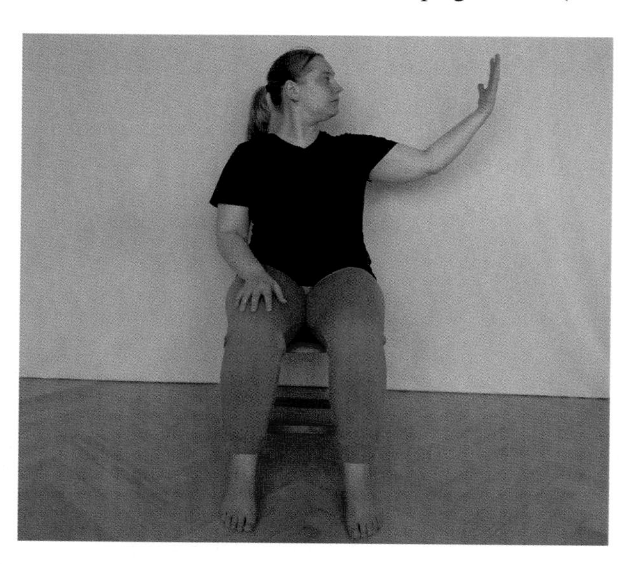

Abb. 6.2 Hand-Blick-Koordination 2

- Mit einer gleichmäßigen und vollständigen Ausatmung durch die Nase die Hand zur gegenüberliegenden Schulter führen. Die Bewegung mit den Augen verfolgen und den Blick auf die abgelegte Hand richten (Abb. 6.3).

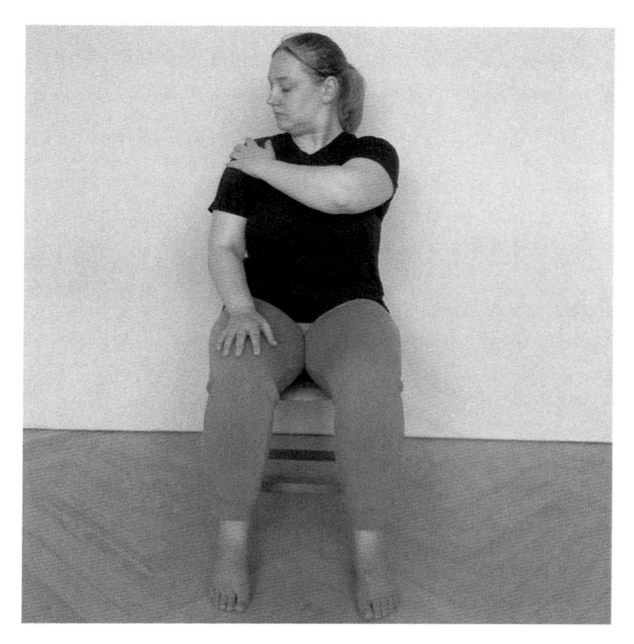

Abb. 6.3 Hand-Blick-Koordination 3

- Mit einer gleichmäßigen und vollständigen Einatmung durch die Nase die Hand wieder zurück auf Schulterhöhe bewegen. Die Bewegung mit den Augen verfolgen und erneut in die geöffnete Handinnenfläche wie in einen Spiegel sehen.
- Mit einer gleichmäßigen und vollständigen Ausatmung durch die Nase die Hand wieder auf dem Oberschenkel ablegen. Die Bewegung mit den Augen verfolgen und den Blick auf die abgelegte Hand richten.
- Die Aufmerksamkeit auf die andere Hand lenken und auf den Handrücken schauen und die Übung in gleicher Weise zur anderen Seite ausführen.
- Bei gleichmäßiger und vollständiger Atmung durch die Nase die Übung eine ganze Weile abwechselnd zu beiden Seiten wiederholen.
- Zuletzt in die Ausgangshaltung kommen und die Wirkungen der Übung wahrnehmen. Die Augen schließen, wenn es angenehm ist.

6.3.2 Knie seitlich ablegen in Rückenlage (Krokodil)

Die gegenläufige Bewegung von Kopf, Körper und Beinen ist ungewohnt. Beim Üben erfolgt eine Mobilisierung aller Wirbelgelenke sowie der Schulter- und Arm-, Hüft- und Beingelenke, die verbunden ist mit einer Dehnung der Rückenmuskeln vom Hals bis zur Hüfte sowie der wechselnden Aktivierung der Strecker- und Beugemuskeln in den Armen und Beinen. Diese ungewohnten Körperbewegungen vermitteln neue Körpererfahrungen und erfordern große Aufmerksamkeit. Dabei können gewohnte Gedankengänge unterbrochen, neue Wahrnehmungen und Gefühle hervorgerufen werden.

Zu beachten
Um die Wirbelsäule vollständig rotieren zu können, ist es notwendig, das Becken vor der Rotation seitlich abzulegen. Die Übung kann mit geschlossenen oder geöffneten Augen gemacht werden.

Fragen zu möglichen Hilfsmitteln
Fällt eine Entspannung leichter, wenn Oberschenkel und Knie erhöht auf ein Polster oder auf einer Decke abgelegt werden? Ist eine erhöhte Lagerung des Kopfes notwendig?

Die Übung Schritt für Schritt

- Bequem auf dem Rücken liegen, die Knie beugen und die Füße dicht nebeneinander aufstellen. Die Wirbelsäule vom Steißbein bis zum Nacken strecken, Kinn leicht absenken und die Schultern entspannen. Die Arme liegen auf Schulterniveau anheben. Augen und Gesicht entspannen, die Zunge vom Gaumen lösen.
- Zunächst das Gesäß anheben und auf eine Hälfte ablegen.
- Mit einer gleichmäßigen und vollständigen Einatmung durch die Nase die ganze Wirbelsäule strecken und die gebeugten Knie an den Oberkörper heranziehen.
- Mit einer gleichmäßigen und vollständigen Ausatmung durch die Nase die gebeugten Knie zu der Seite ablegen, zu der das Gesäß bereits geneigt ist. Das Knie kann auf einer Decke oder einem Klotz abgelegt werden.
- Mit einer gleichmäßigen und vollständigen Einatmung durch die Nase die ganze Wirbelsäule erneut strecken.
- Mit einer gleichmäßigen und vollständigen Ausatmung durch die Nase den Kopf entgegen der Richtung der abgelegten Beine drehen (Abb. 6.4).

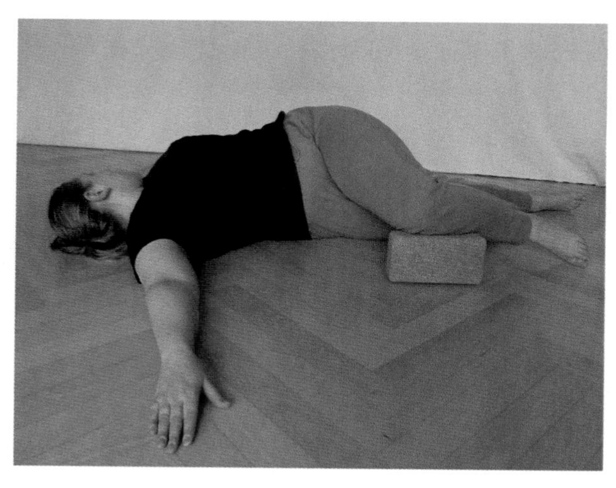

Abb. 6.4 Knie seitlich ablegen in Rückenlage

- Bei gleichmäßiger und vollständiger Atmung durch die Nase eine Weile lang in der Haltung bleiben. Die Augen schließen, wenn es angenehm ist.
- Die Haltung auf der Seite beenden.
- Mit einer gleichmäßigen und vollständigen Einatmung durch die Nase die ganze Wirbelsäule erneut strecken.
- Mit einer gleichmäßigen und vollständigen Ausatmung durch die Nase in die Ausgangshaltung kommen, Füße aufgestellt und Hände seitlich abgelegt lassen.
- Bevor die Übung zur anderen Seite fortgesetzt wird, eine kurze Pause machen und nachspüren. Gibt es Unterschiede in der Wahrnehmung der beiden Gesichts- und Körperhälften, der Arme und Beine?
- Dann die Übung zur anderen Seite fortsetzen.
- Zuletzt in die Ausgangshaltung kommen und die Wirkungen der Übung wahrnehmen. Die Augen schließen, wenn es angenehm ist.

6.3.3 Kaya Kriya

Der Name der Übung leitet sich aus dem Sanskrit ab (*kaya* für Körper und *kriya* für Reinigung). Die Übung besteht aus gegenläufigen Bewegungen der Füße, Arme und des Kopfes. Die Atmung führt die Bewegungen und gibt den Rhythmus vor. Die ungewohnten Bewegungen absorbieren die Aufmerksamkeit und entspannt physisch und psychisch.

Zu beachten
Nach dem Üben langsam aufrichten, weil der Blutdruck stark abgesenkt sein kann.

Fragen zu möglichen Hilfsmitteln
Besteht ein erhöhter Augeninnendruck oder ein erhöhter Blutdruck? Ist es angezeigt oder angenehmer, wenn der Kopf erhöht liegt?

Die Übung Schritt für Schritt

- Bequem auf dem Rücken liegen, die Beine ausstrecken, die Arme seitlich am Körper ablegen. Die Wirbelsäule vom Steißbein bis zum Nacken strecken, Kinn leicht absenken und die Schultern entspannen. Die Augen schließen, das Gesicht entspannen und die Zunge vom Gaumen lösen.
- Die Füße so weit voneinander entfernt ablegen, dass sich die großen Zehen bei einer Innenrotation berühren.
- Die Arme dicht am Körper ablegen mit den Handinnenflächen zur Matte.
- Mit einer gleichmäßigen und vollständigen Einatmung durch die Nase die Beine nach innen rotieren, bis sich die großen Zehen berühren. Die Arme maximal weit nach außen rotieren. Den Kopf nach rechts drehen (Abb. 6.5).

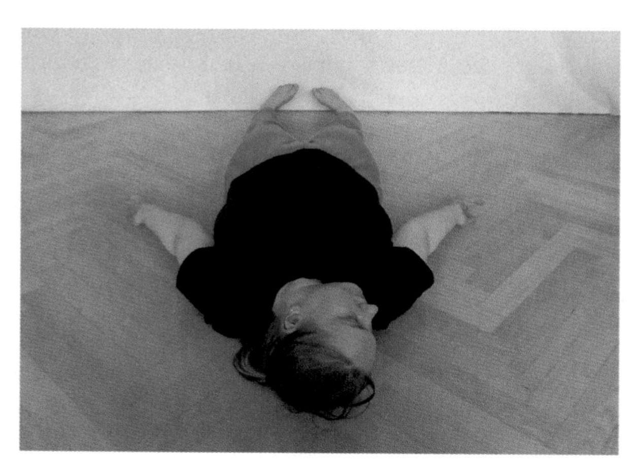

Abb. 6.5 Kaya Kriya 1

- Mit einer gleichmäßigen und vollständigen Ausatmung durch die Nase die Beine nach außen rotieren. Die Arme nach innen nah an den Körper heran rotieren. Den Kopf nach links drehen (Abb. 6.6).

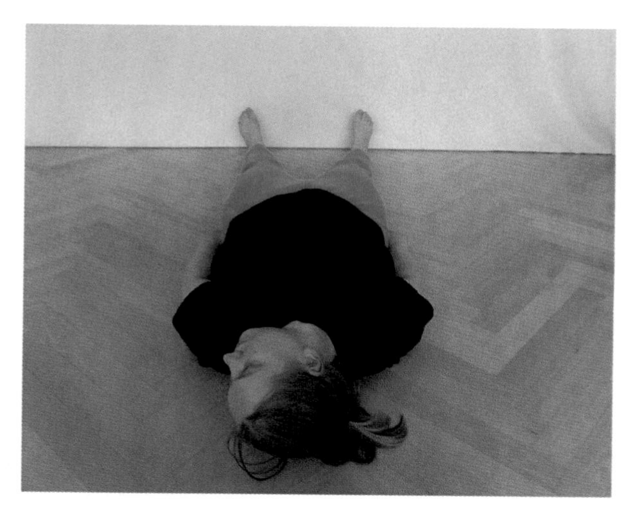

Abb. 6.6 Kaya Kriya 2

- Bei gleichmäßiger und vollständiger Atmung durch die Nase die Übung eine Weile lang wiederholen.
- Zuletzt in die Ausgangshaltung kommen und die Wirkungen der Übung wahrnehmen.

6.3.4 Liegende Acht und Palmieren

Es sprechen zwei Gründe dafür, die folgende Augenübung in diesem Buch unter den Konzentrations- und Meditationsübungen einzuordnen: 1) Sollte jede Übungspraxis auch die Augengesundheit fördern. Bei der „Liegenden Acht" erfolgt eine maximale Bewegung der Augen nach oben, zu den Schläfen, nach unten und zur Nase, die das klare Sehen an den Rändern des Sehbereichs stärkt und verbessert. 2) Die Augensteuerung erfolgt zum allergrößten Teil unbewusst und unwillkürlich. Wir schauen auf, wenn wir ein Geräusch hören, nehmen Blickkontakt auf, wenn wir angesprochen werden, bewegen die Augen im Schlaf (REM-Phase) usw. Beim Üben der „Liegenden Acht" erfolgt die Augenbewegung bewusst und willkürlich. Das ist ungewohnt und erfordert Konzentration und Kraft und nimmt Einfluss auf Gedanken und Gefühle. Wie eng Augen und psychisches Befinden gekoppelt sind, lassen Beschreibungen der Augen als Spiegel der Seele erkennen oder Aussagen über die Einseitigkeit von Wahrnehmungen als rosarot, schwarz oder blauäugig. Augenübungen wirken psychophysiologisch und werden darum sowohl in der Hypno- als auch der Traumatherapie eingesetzt.

Zu beachten
Den Kopf fest in einer Position halten und nur die Augen bewegen, damit die erwünschten Wirkungen erreicht werden können.

Fragen zu möglichen Hilfsmitteln
Trägt die übende Person eine Brille? Beim Üben die Brille absetzen und sicher weglegen.

Die Übungen Schritt für Schritt

- Bequem und aufrecht sitzen, die Wirbelsäule vom Steißbein bis zum Nacken strecken, Kinn leicht absenken, Schultern entspannen und die Arme und Hände auf den Oberschenkeln ablegen. Augen und Gesicht entspannen und die Zunge vom Gaumen lösen.
- Die Füße mit ganzer Sohle aufstellen und dabei die Knie unter den Fußgelenken platzieren. Die Haltung der Ober- und Unterschenkel im Winkel von 90 Grad schont das Kniegelenk.
- Mit einer Hand eine Faust bilden und den Daumen der geballten Hand am ausgestreckten Arm auf Sichthöhe anheben.
- Mit einer gleichmäßigen und vollständigen Einatmung durch die Nase den Daumennagel mit den Augen fixieren, dann die Hand hoch bis zum oberen Punkt des Gesichtsfelds bewegen, weiter im Kreis entlang des oberen Gesichtsfeldrands gehen (Abb. 6.7)

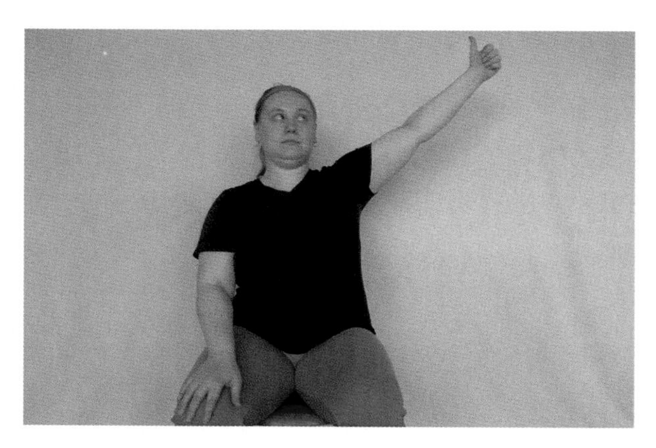

Abb. 6.7 Liegende Acht 1

- Dann den Daumen weiter bewegen, bis der Blick zum Sichtrand auf der Schläfenseite geht.
- Mit einer gleichmäßigen und vollständigen Ausatmung durch die Nase die Bewegung der Hand fortsetzen und weiter abwärts im Kreis entlang des unteren Gesichtsfeldrands bewegen und dann wieder aufwärts, bis der Daumennagel auf Augenhöhe im Blickfeld ist.
- Bei einer gleichmäßigen und vollständigen Atmung durch die Nase die Übung zu dieser Seite eine Weile lang wiederholen.
- Bevor die Übung mit der anderen Hand zur anderen Seite fortgesetzt wird, eine kurze Pause machen und nachspüren. Gibt es Unterschiede in der Wahrnehmung der beiden Gesichtshälften, Schultern und Arme?
- Anschließend die Übung mit der anderen Hand zur anderen Seite fortsetzen (Abb. 6.8).

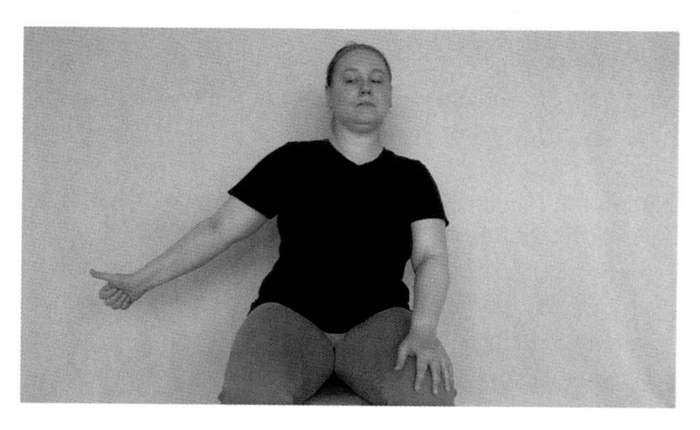

Abb. 6.8 Liegende Acht 2

- Bei einer gleichmäßigen und vollständigen Atmung durch die Nase die Übung zur anderen Seite eine Weile lang wiederholen.

Palmieren

Im zweiten Schritt der Übung werden die geschlossenen Augen mit den erwärmten Handinnenflächen abgedeckt, um sie nach der stark fordernden Bewegung an den Bildrändern vollständig zu entspannen.

- Bei geschlossenen Augen die Handinnenflächen gegeneinander reiben, bis eine deutliche Aufwärmung der Hände zu spüren ist (Abb. 6.9).

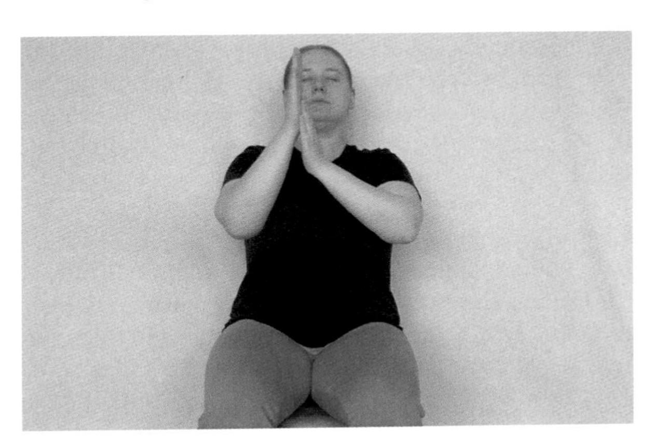

Abb. 6.9 Liegende Acht 3

- Die erwärmten Handteller so auf beide Augen ablegen, dass sie ganz im Dunklen sind (Abb. 6.10).

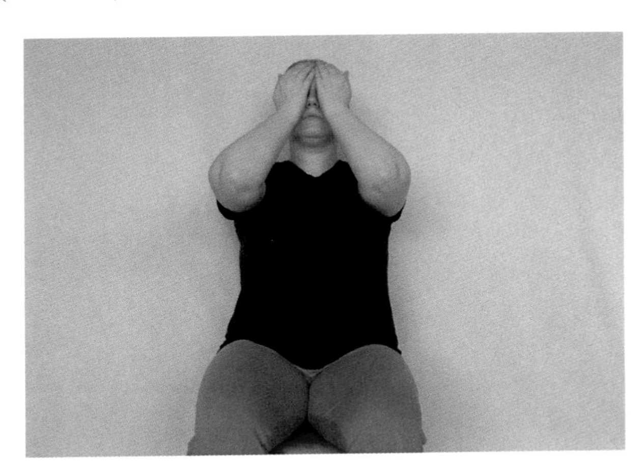

Abb. 6.10 Liegende Acht 4

- Die Wirkung der Wärme auf den Augen wahrnehmen.
- Dann die Hände von den Augen nehmen und auf den Oberschenkeln ablegen.
- Mit den Augen blinzeln, das heißt, die Augen schnell öffnen und schließen.
- Das Öffnen und Schließen immer langsamer werden lassen. Die Augen wieder öffnen.
- Zuletzt in der Ausgangshaltung die Wirkungen der Übung wahrnehmen. Die Augen schließen, wenn es angenehm ist.

6.3.5 Imagination

Die folgende Übung stammt aus dem Autogenen Training und nutzt bewusst die Suggestionskraft. So fließt der Atem in der Vorstellung den einen Arm entlang hoch bis zum Kopf und den anderen Arm entlang wieder hinunter. Diese gelenkte Wahrnehmung konzentriert auf den Atemfluss, seine imaginierte Bewegung und wirkt entspannend.

Die Übung Schritt für Schritt

- Bequem und aufrecht sitzen, die Wirbelsäule vom Steißbein bis zum Nacken strecken, Kinn leicht absenken, Schultern entspannen und die Arme und Hände auf den Oberschenkeln ablegen mit den Handinnenflächen zur Decke. Augen schließen, das Gesicht entspannen und die Zunge vom Gaumen lösen.
- Die Füße mit ganzer Sohle aufstellen und dabei die Knie unter den Fußgelenken platzieren. Die Haltung der Ober- und Unterschenkel im Winkel von 90 Grad schont das Kniegelenk (Abb. 6.11).

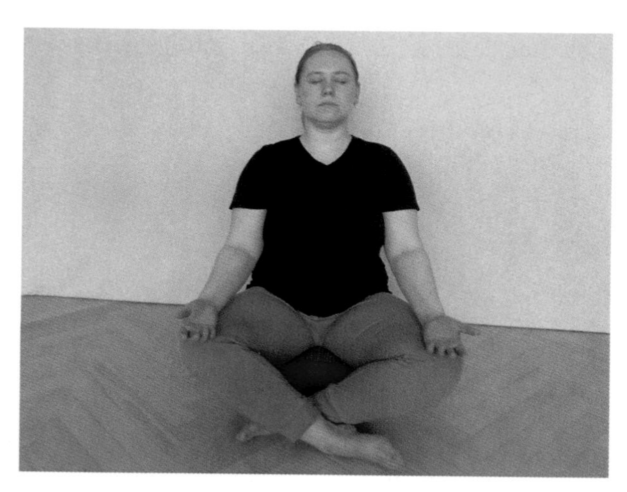

Abb. 6.11 Imagination

- Mit einer gleichmäßigen und vollständigen Einatmung durch die Nase in der Vorstellung den Atem über die Handinnenseite der einen Hand langsam den ganzen Arm hoch und weiter über die Schultern bis hoch in den Kopf hinein fließen lassen. Die geschlossenen Augen verfolgen innerlich die Bewegung bis hoch zum Kopf.
- Mit einer gleichmäßigen und vollständigen Ausatmung durch die Nase in der Vorstellung den Atem auf der anderen Seite langsam vom Kopf, über die andere Schulter, den anderen Arm hinab, bis er über die Innenseite der anderen Hand wieder hinaus fließen lassen.
- Mit der Aufmerksamkeit auf dieser Seite bleiben und mit der nächsten Einatmung auf dieser Seite fortsetzen.
- Bei gleichmäßiger und vollständiger Atmung durch die Nase die Übung eine Weile lang wiederholen.
- Zuletzt die Augen öffnen und in der Ausgangshaltung die Wirkungen der Übung wahrnehmen.

6.3.6 Yoga Nidra (Bodyscan)

Der Name dieser Übung stammt aus dem Sanskrit. *Nidra* bezeichnet einen Zustand hoher Konzentration. Damit ist er vergleichbar mit dem Wachzustand. Gleichzeitig ist eine Entspannung und Offenheit gegeben, die mit der Situation eines erholsamen Schlafs zu vergleichen ist. Zur Veranschaulichung eignet sich folgende Abbildung, die Vorstellungen aus der Zen-Meditation nutzt.

Neben dem Namen Yoga Nidra besitzt diese Übung noch eine weitere Bezeichnung, die aus der medizinischen Diagnostik stammt: Bodyscan. Dabei übernimmt das Gehirn der übenden Person die Aufgabe des Scanners. Im Gegensatz zu einem Scanner, der Lichtreflexionen in elektronische Daten umwandelt, kann das Gehirn die im Fokus liegenden Körperabschnitte denkend und fühlend erfassen.

Hinweis
Für ein dauerhaftes und eigenständiges Üben ist es unerlässlich, eine Systematik beizubehalten und zu lehren. Übende können auf eingeübte Weise ihre Aufmerksamkeit auf unterschiedliche Körperpartien richte. Die neuronalen Verbindungen der Körperpartien zum Gehirn werden durch das regelmäßige Üben verstärkt.

Fragen zu möglichen Hilfsmitteln
Ist der Einsatz einer CD oder von Anleitungen aus dem Internet hilfreich? Stimmen Länge und Schwerpunktsetzung der Ansage? Ist es sinnvoll zuerst eine kürzere Fassung (s. Variation) zu vermitteln? Welcher Körperbereich bereitet Beschwerden und sollte beim Üben angesprochen werden? Besteht ein erhöhter Augeninnendruck oder ein erhöhter Blutdruck? Ist es angezeigt oder angenehmer, wenn der Kopf erhöht liegt?

Übungsablauf

- Bequem auf dem Rücken liegen. Die Beine ausstrecken und die Füße zu den Seiten gleiten lassen. Die Schultern entspannen, und die Arme seitlich neben dem Körper ablegen mit den Handinnenflächen zur Decke. Die Wirbelsäule vom Steißbein bis zum Nacken strecken, Kinn leicht absenken und Schultern entspannen (Abb. 6.12).

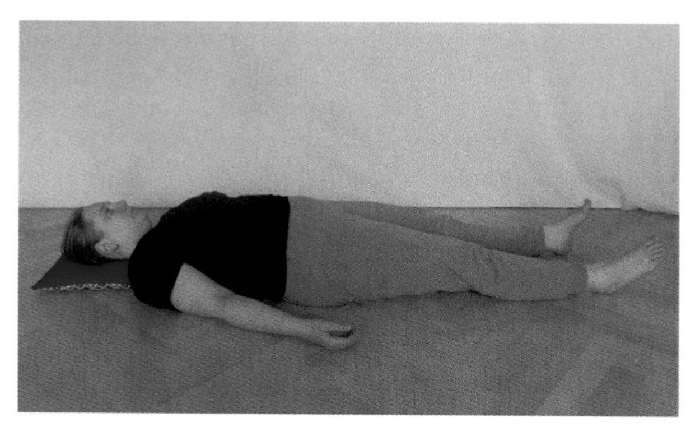

Abb. 6.12 Yoga Nidra

- Die Augen schließen, das Gesicht entspannen und die Zunge vom Gaumen lösen.
- Mit der Aufmerksamkeit zum linken Fuß gehen: den linken, großen Zeh, den Zeh daneben, den mittleren Zeh, den Zeh daneben und den kleinen, linken Zeh wahrnehmen. Die linke Fußsohle wahrnehmen, das linke Fußgelenk, den linken Unterschenkel, das linke Knie, den linken Oberschenkel, das linke Hüftgelenk.
- Mit der Aufmerksamkeit zum rechten Fuß gehen: den rechten, großen Zeh, den Zeh daneben, den mittleren Zeh, den Zeh daneben und den kleinen, rechten Zeh wahrnehmen. Die rechte Fußsohle wahrnehmen, das rechte Fußgelenk, den rechten Unterschenkel, das rechte Knie, den rechten Oberschenkel, das rechte Hüftgelenk.
- Mit der Aufmerksamkeit zur linken Hand gehen: den linken Daumen, den Zeigefinger, den Mittelfinger, den Ringfinger und den linken, kleinen Finger wahrnehmen. Die linke Handinnenfläche wahrnehmen, das linke Handgelenk, den linken Unterarm, den linke Ellenbogen, den linken Oberarm, das linke Schultergelenk.
- Mit der Aufmerksamkeit zur rechten Hand gehen: den rechten Daumen, den Zeigefinger, den Mittelfinger, den Ringfinger und den rechten, kleinen Finger wahrnehmen. Die rechte Handinnenfläche wahrnehmen, das rechte Handgelenk, den rechten Unterarm, den rechten Ellenbogen, den rechten Oberarm, das rechte Schultergelenk.

- Mit der Aufmerksamkeit zum Hinterkopf gehen und wahrnehmen, dann die Stirn, die linke Augenbraue, die rechte Augenbraue, das linke Auge, das rechte Auge, die Nasenspitze, die Oberlippe, die Unterlippe, die Kinnspitze.
- Mit der Aufmerksamkeit zur Bauchdecke gehen. Das Heben und Senken der Bauchdecke wahrnehmen.
- Bei einer gleichmäßigen und vollständigen Atmung durch die Nase eine Weile lang mit der Aufmerksamkeit bei der Bauchdecke bleiben.
- Um die Übung zu beenden, zuerst kleine Bewegungen mit den Händen und Füßen machen. Dann die Arme und Beine mit einbeziehen, und den ganzen Körper von den Fingerspitzen bis in die Zehenspitzen hinein strecken. Die Bewegungen langsam größer werden lassen.
- Zuletzt die Augen öffnen und langsam über die Seite aufsetzen und die Wirkungen der Übung wahrnehmen.

Variation

Zum Beispiel kann die Übung in kurzer Version und im Sitz erfolgen, wenn eine mehrgewichtige Person unter Kopfschmerzen durch Nackenverspannungen leidet. Die *Yoga Nidra* Übung verläuft dazu wie folgt:

- Bequem und aufrecht sitzen, die Wirbelsäule vom Steißbein bis zum Nacken strecken, Kinn leicht absenken, Schultern entspannen und die Arme und Hände auf den Oberschenkeln ablegen. Die Augen schließen, Gesicht entspannen und die Zunge vom Gaumen lösen.
- Die Füße mit ganzer Sohle aufstellen und dabei die Knie unter den Fußgelenken platzieren. Die Haltung der Ober- und Unterschenkel im Winkel von 90 Grad schont das Kniegelenk.
- Mit der Aufmerksamkeit zum Kopf gehen. Den Hinterkopf wahrnehmen, dann die Stirn, die linke Schläfe, die rechte Schläfe, das linke Auge, das rechte Auge, die Nasenspitze, die Oberlippe, die Unterlippe, die Kinnspitze.
- Mit der Aufmerksamkeit zum Hals gehen. Den Nacken wahrnehmen, die linke Seite des Halses wahrnehmen, die rechte Seite des Halses wahrnehmen, den Kehlkopf.
- Mit der Aufmerksamkeit zu den Schultern gehen. Die linke Schulter wahrnehmen und die rechte Schulter wahrnehmen, den Übergang von der linken Schulter zum Hals wahrnehmen und den Übergang von der rechten Schulter zum Hals wahrnehmen, zwischen linker Schulter und linkem Oberarm das Gelenk wahrnehmen und zwischen rechter Schulter und rechtem Oberarm das Gelenk wahrnehmen.
- Mit der Aufmerksamkeit zum Brustbein gehen. Das Heben und Senken des Brustbeins wahrnehmen.
- Bei einer gleichmäßigen und vollständigen Atmung durch die Nase eine Weile lang mit der Aufmerksamkeit beim Brustbein bleiben.
- Zuletzt die Augen öffnen und die Wirkungen der Übung wahrnehmen.

6.3.7 Gesang- und Klang-Meditation (chanten, tönen, Klänge erzeugen)

In diesem Unterkapitel geht es um Beispiele für Gesang und Klang-Meditationen. Vorgestellt werden drei Beispiele: chanten, tönen, Klänge erzeugen.

Um längere Zeit chanten, tönen und Klänge erzeugen zu können, muss zunächst eine individuell passende Sitzhaltung eingenommen werden. Das heißt:

- Bequem und aufrecht sitzen, die Wirbelsäule vom Steißbein bis zum Nacken strecken, Kinn leicht absenken, Schultern entspannen und die Arme und Hände auf den Oberschenkeln ablegen. Augen und Gesicht entspannen und die Zunge vom Gaumen lösen.

Chanten

Das aus dem Englischen kommende Wort hat mehrere Bedeutungen. Sie reichen vom Gesang, übers Anstimmen, bis hin zum rhythmischen Rufen. So unterschiedlich die Bedeutungen des Wortes sind, so unterschiedlich sind auch die Begebenheiten, unter denen Menschen chanten. Chanten gibt es bspw. in religiösen Gemeinschaften, auf Fußballplätzen, bei Demos und bei schwerer Arbeit (Shantys der Seeleute oder der Gefangenen, sog. Chain Gangs).

Hier geht es um das Chanten von Silben, Wörtern oder kurzen Sätzen in unterschiedlichen Sprachen. Bei den Silben ist sicherlich „OM" am bekanntesten. Bei den Wörtern kommt es neben dem Inhalt auch noch auf ihren Klang an, wie bei „wunderbar" oder „wonderful". Sätze müssen rhythmisch und prägnant sind, wie z. B. „sponono sponono jetile" (Jambo Afrika 2024), aber auch „you'll never walk alone" (ein Lied, das ursprünglich aus dem Musical Carousel 1945 stammt, oft neu interpretiert wurde und am bekanntesten als Fußballhymne ist).

Übenden ist es häufig willkommen, in einer für sie fremdem Sprache zu chanten, weil es ihnen um Gemeinschaft, gleichen Rhythmus und beruhigende Klänge geht, ohne Aussagen machen zu müssen, die sie nicht oder nur eingeschränkt teilen.

Tönen

Der Ausdruck ist etwas sperrig, soll aber deutlich machen, dass es nicht um korrektes und schönes Singen geht. Im Yoga wird am häufigsten „OM" gesungen – eine Silbe, die als heilig oder als gut klingend aufgenommen werden kann. Tönen erfolgt in drei Schritten als „a – u – m".

- Gleichmäßigen und vollständig durch die Nase einatmen und „a" denken.
- Gleichmäßigen und vollständig durch die Nase ausatmen und „a" singen und dabei den Klang im Bauchraum wahrnehmen.
- Gleichmäßigen und vollständig durch die Nase einatmen und „u" denken.
- Gleichmäßigen und vollständig durch die Nase ausatmen und „u" singen und dabei den Klang im Brustraum wahrnehmen.

- Gleichmäßigen und vollständig durch die Nase einatmen und „m“ denken.
- Gleichmäßigen und vollständig durch die Nase ausatmen und „m“ singen und dabei den Klang im Kopf wahrnehmen.
- Gleichmäßigen und vollständig durch die Nase einatmen und „a-u-m“ denken.
- Gleichmäßigen und vollständig durch die Nase ausatmen und „a-u-m“ singen und dabei den Klang im Bauchraum, Brustraum und im Kopf wahrnehmen.

Klänge erzeugen

Zur Klangerzeugung werden häufig Idiophone (Selbstklinger) genutzt, wie Klangschalen, Zimbeln, Gongs und Glocken aus Metall, aber auch Perkussionsinstrumente, wie Trommeln, Tamburine, Schellenkränze, Rasseln, Eggshakers (Rasseln in Eiform), Maracas (Rumbakugeln), Klangfrösche (Ratschen) usw. Nicht zuletzt ist das Windspiel ein bekanntes Instrument der Klangerzeugung.

Zur Meditation eignen sich am besten Klangschalen, Zimbeln, Gongs und Glocken, weil sie lange nachhallen und die Konzentration über einen längeren Zeitraum binden. Der Klang dieser Instrumente variiert stark und hängt von der Größe und Legierung ab (unterschiedliche Anteile von Silber, Kupfer, Messing etc.). Klangschalen aus Glas oder Keramik sind auch gebräuchlich. Da beeinflusst die Materialstärken den Klang. Um einen reinen Klang zu erzeugen, können Klangschalen in der Hand gehalten werden oder auf einem Kissen stehen. Um Klangschalen ertönen zu lassen, kann mit einem Klöppel gegen die Schale geschlagen oder entlang der Schale gerieben werden. Klöppel sind aus blankem oder mit Filz überzogenem Holz. Darüber hinaus sei noch kurz auf die Bedeutung von Klangschalen für bestimmte Massagetechniken verwiesen. Hierbei werden zur Entspannung vibrierende Klangschalen auf den Körper gesetzt (Abb. 6.13).

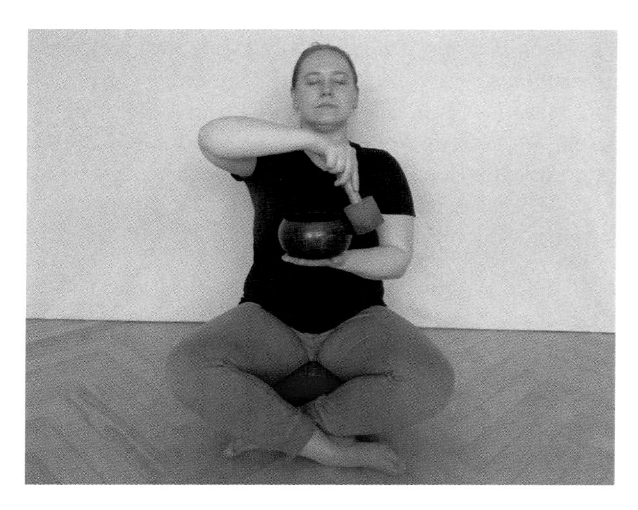

Abb. 6.13 Klangschale und Klöppel

Zimbeln sind aus Metall und am besten bekannt von Tamburinen und Schellenkränzen. Zimbeln können auch paarweise mit einem Lederriemen verbunden sein. Damit mit diesen Zimbelpaaren ein nachhallender Klang erzeugt werden kann, müssen sie aus einer guten Legierung sein und Gewicht besitzen. Sie können einfach gegeneinander geschlagen werden. Interessanter klingen sie, wenn sie erst gegeneinander geschlagen und dann umeinander bewegt werden (Handbewegungen wie bei einem Fahrradpedal) (Abb. 6.14).

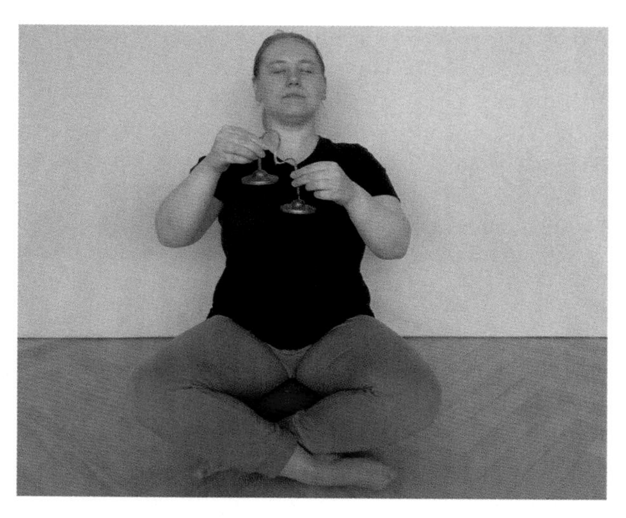

Abb. 6.14 Zimbeln

Gongs und Glocken erklingen, wenn sie mit der Faust oder mit einem Klöppel angeschlagen werden. Je nach Größe und Legierung der Gongs und Glocken entstehen unterschiedlich laute und unterschiedlich lang nachhallende Klänge.

Windspiele sind aus unterschiedlichem Materialien, wie Bronze, Bambus, Holz, Muscheln, Glas usw. Der Klang hängt vom Material ab. Bei der Meditation ist es möglich, auf ein zufällig vom Wind bewegtes und ertönendes Windspiel zu lauschen. Häufiger werden aber Windspiele eingesetzt, die eine harmonische Stimmung haben. Sie werden wiederholt bewegt, um mit einer ausgewählten Klangfolge eine bestimmte Wirkungen zu erzielen.

6.3.8 Bild- und Objekt-Meditation

In diesem Unterkapitel wird erklärt, wie durch das Betrachten einer Kerze das Meditieren unterstützt werden kann. Weitere Objekte der Betrachtung sind Blumen, Bilder, Fotos usw. Es ist hilfreich, eine möglichst große Auswahl von Motiven aus unterschiedlichen Materialien in Bild- und Fotoformaten sowie Gegenstände zur Betrachtung vorrätig zu halten. Ausstellungs-, Informations- und Werbematerialien in elektronischer und papierner Form gibt es in Vielzahl und Variation. Sie lassen sich gut nutzen und erfordern oft nur kleineren Modifikationen.

Um entspannt für längere Zeit einen Gegenstand ansehen zu können, ist wichtig, in eine passende Sitzhaltung zu kommen. Das heißt:

- Bequem und aufrecht sitzen, die Wirbelsäule vom Steißbein bis zum Nacken strecken, Kinn leicht absenken, Schultern entspannen und die Arme und Hände auf den Oberschenkeln ablegen. Augen und Gesicht entspannen und die Zunge vom Gaumen lösen.

Kerzen und Blumen
Eine flackernde Kerzenflamme oder eine Duft verströmende Blume erleichtern den Einstieg ins Meditieren. Sie sprechen auf unterschiedlichen Sinnesebenen an, stehen für Ruhe und Bewegung, Lebendigkeit und Endlichkeit zugleich (Abb. 6.15).

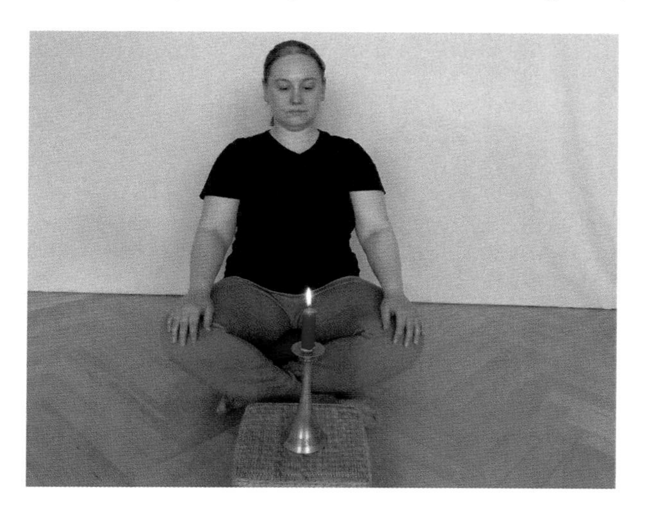

Abb. 6.15 Betrachtung einer brennenden Kerze

Es gibt Meditationstechniken, die darauf setzen, jeden Lidschlag zu vermeiden (Trataka). Hierbei handelt es sich um Augenübungen. Augenübungen mit meditativer Wirkungen wurden bereits vorgestellt (s. Abschn. 6.3.4). Hier geht es um Meditationsübungen, die über das bewusste Sehen Konzentration, Entspannung und Offenheit fördern.

Fotos und Bilder
Das konzentrierte Schauen auf einen Gegenstand und ganz in diese Betrachtung zu versinken, erfordert eine Fragestellung. In Einzelsitzungen sind das Fragen, wie: Was soll die übende Person erlernen? Welche Wirkung soll durch Meditation erreicht werden? In Gruppen geübte Meditationen zielen auf einen entspannten, offenen und bewussten Zustand (s. Abschn. 6.3.6). Zum Üben eignen sich Fotos von Natur- und Landschaftsaufnahmen, die nicht bekannt oder charakteristisch für eine bestimmte Gegend sind. Bilder stellen eine gewisse Kenntnis des Kunst-

geschmacks der übenden Person voraus, um genauere Betrachtung zu fördern und Entspannung zu erzielen.

Fragen zur eigenen Anleitungspraxis:

- Welche Übungen nutze ich, um mehrgewichtige Menschen zu einer besseren Konzentration und tieferen Entspannung zu verhelfen?
- Welche unterschiedlichen Möglichkeiten der Aufmerksamkeitslenkung wende ich in meiner Therapie/meinem Unterricht an?
- Habe ich Wege gefunden, um Konzentrations- und Meditationsübungen verständlich und leicht zu vermitteln?
- Mithilfe welcher Instrumente (Fragen, Beobachtungsbögen etc.) versichere ich mich der Wirkungen von Konzentrations- und Meditationsübungen?

Literatur

Berg IK (2006) Keynote Address: The Heart and Soul of Solutions Building. 1st Asia Pacific Solution Focused Approach Conference. https://www.youtube.com/watch?v=vKKIbrw_0as. Zugegriffen: August 2024

Hölzel BK, Ott U, Gard T, Hempel H, Weygandt M, Morgen K, Vaitl D (2008) Investigation of mindfulness meditation practitioners with voxel-based morphometry. Soc Cogn Affect Neurosci 3(1):55–61. https://doi.org/10.1093/scan/nsm038. Epub 2007 Dec 3. PMID: 19015095; PMCID: PMC2569815

Jambo Afrika (2024) https://www.youtube.com/watch?v=DxJnBxq6ScU. Zugegriffen: August 2024

Kollak I (2021) Yoga bei Brustkrebs. Spezielle Übungen für Gesundheit und Rehabilitation. Springer Verlag. ISBN 978-3-662-62412-8 (Print); ISBN 978-3-662-62413-5 (e-Book)

Kollak I (2023) Komplementäre Therapien bei Depression. Fallgeschichten und Möglichkeiten der Selbstsorge. Hogrefe, Bern. Kapitel 4. ISBN 9783456862347. https://doi.org/10.1024/86234-000

Schlippe Av, Schweitzer J (1997[4]) Lehrbuch der systemischen Therapie und Beratung Vandenhoek & Ruprecht, Göttingen. Kap. 10.1 Grundsätze für die Entwicklung von Schlussinterventionen. ISBN 3-525-45659_X

Yuan JP, Connolly CG, Henje E, Sugrue LP, Yang TT, Xu D, Tymofiyeva O (2020) Gray matter changes in adolescents participating in a meditation training. Front Hum Neurosci 14:319. https://doi.org/10.3389/fnhum.2020.00319. PMID: 32922278; PMCID: PMC7456888

Stichwortverzeichnis

I. Kollak, *Übungen für Körper, Atmung und Entspannung bei Adipositas*,
https://doi.org/10.1007/978-3-662-70101-0